Hildegard von Bingen
Heilwissen

SEVERUS Verlag

ISBN: 978-3-95801-230-1
Druck: SEVERUS Verlag, 2015

Der SEVERUS Verlag ist ein Imprint der Diplomica Verlag GmbH.
Bibliografische Information der Deutschen Nationalbibliothek:
Die Deutsche Nationalbibliothek verzeichnet diese Publikation in der Deutschen National-
bibliografie; detaillierte bibliografische Daten sind im Internet über http://dnb.d-nb.de
abrufbar.

© SEVERUS Verlag, 2015
http://www.severus-verlag.de
Printed in Germany
Alle Rechte vorbehalten.
Der SEVERUS Verlag übernimmt keine juristische Verantwortung oder irgendeine Haftung
für evtl. fehlerhafte Angaben und deren Folgen.

Hildegard von Bingen

Heilwissen

MIX
Papier aus verantwortungsvollen Quellen
Paper from responsible sources
FSC® C105338

Inhalt

Die Zeit der Zeugung 5
Vom Wasser 6
Von der Empfängnis 7
Von den Krankheiten 7
Vom Nebel 9
Die Schöpfung Adams 9
Der Mensch besteht aus den Elementen 10
Von der Empfängniss 11
Von der Milch 13
Die fleischliche Lust 13
Die Temperamente des Menschen 14
Sanguiniker 15
Vom Monatsfluss 15
Vom Schlaf 16
Von nächtlicher Befleckung 17
Vom Athmen 17
Vom Uebermaass des Schlafes 17
Von körperlicher Bewegung 18
Die sanguinischen Weiber 18
Von den phlegmatischen Weibern 19
Von den cholerischen Weibern 20
Von den melancholischen Weibern 20
Von den Haaren 20
Vom Kopfschmerz 21
Vom Zahnschmerz 21
Vom Milzschmerz 21

Vom Magen und schlechter Verdauung 22
Vom Podagra 22
Von der Verdauung 23
Vom Durst nach dem Schlaf 23
Von der Lähmung 23
Vom Fieber 24
Vom Essen 24
Vom Trinken 25
Von Jahreszeiten und Mahlzeiten 25
Vom Aderlass 26
Vom Schröpfen 28
Vom Speichelauswurf und Schnauben 31
Vom Nasenbluten 31
Vom Schnupfen 31
Von Reinigungstränken 32
Von der Diät 33
Von Blattern 34
Von Geschwulst, Geschwüren u.s.w. 34
Vom Aussatz 35
Gegen Haarschwund 35
Gegen Kopfschmerz 35
Gegen Verrücktheit 35
Gegen Migräne 36
Gegen Kopfschmerz, der von Magendunst herrührt 36
Gegen Kopfschmerz, der vom Schleim entsteht 36
Gegen Lungenübel 37
Gegen Verrücktheit 37
Gegen Augenleiden 38
Gegen Gehörleiden 39
Gegen Zahnschmerz 39
Gegen Herzleiden 40
Gegen Lungenleiden 41
Gegen Leberverhärtung 41
Gegen Milzleiden 42
Gegen Magenleiden 42
Gegen Zerreissung des Segels 43
Gegen Nierenschmerzen 44
Gegen Seitenstechen 44

Gegen Geschwulst des Gliedes 44
Gegen Harnzwang 45
Gegen Impotenz..45
Gegen Unfruchtbarkeit..45
Gegen Podagra..46
Gegen Fisteln 46
Gegen Geschwüre 46
Gegen Eiterungen 47
Gegen Schlaflosigkeit...47
Gegen Ausbleiben der Menstruation..47
Gegen übermässige Menstruation...48
Gegen schwere Geburt..49
Zur Beförderung des Stuhlganges und Auswurfes 49
Gegen Nasenbluten 50
Gegen Schnupfen 50
Von Heiltränken 50
Gegen Ueppigkeit 51
Gegen Gedächtnissschwäche 51
Gegen Schlucken..52
Gegen Vergiftung 52
Gegen Krampf..52
Gegen Zorn und Schwermuth..53
Gegen Augenverdunkelung in Folge Weinens 53
Gegen unmässiges Lachen 53
Gegen Trunkenheit..54
Gegen Erbrechen 54
Gegen Durchfall 54
Gegen Blutfluss 55
Gegen Blutfluss aus dem Mastdarm 55
Gegen Blutspeien 55
Von Hämorrhoiden 56
Gegen Rose 56
Gegen Krebs 57
Gegen Ausschlag 57
Gegen Gelbsucht..57
Gegen Kolik 57
Vom Pulsschlag..58
Von Bädern...58

Die Bedeutung des Mondes

.... Magen und Blase des Menschen nimmt Alles auf, womit er sich nährt. Wenn diese beiden zu viel Speisen und Getränke bekommen, verursachen sie im ganzen Leibe einen Sturm der bösen Säfte, wie die Elemente nach Art des Menschen.

Die Zeit der Zeugung

Denn zur rechten Zeit der Wärme und Kälte wirft der Mensch das Saatkorn aus, und dieses geht zur Frucht auf. Wer wäre denn so thöricht, bei zu grosser Sommerhitze oder Winterkälte zu säen? Und die Saat würde verderben und nicht aufgehen. So geht es mit den Menschen, die nicht die Reife ihres Lebensalters und die Zeit des Mondes in Betracht ziehen, sondern zu einer beliebigen Zeit nach ihrer Willkür zeugen wollen. Deswegen gehen ihre Kinder unter vielen Schmerzen körperlich ein. Aber wie sehr sie auch am Leibe schwach sind, Gott sammelt doch seine Edelsteine zu sich. Daher soll der Mann die Reife seines Körpers erwarten und nach den rechten Mondzeiten mit solchem Fleiss forschen, wie einer, der seine Gebete rein darbringt; auf dass er zur rechten Zeit einen Sohn zeuge und seine Kinder nicht elendiglich verkommen. Er soll nicht sein wie ein Mensch, der die Speise in sich schlingt, ein Vielfrass, der nach der rechten Essenszeit nicht fragt – sondern wie einer, der die rechte Zeit innehält, dass er nicht gierig sei. So muss es der Mensch halten und die richtige Zeit der Zeugung wahrnehmen. Der Mann suche das Weib nicht auf, wenn es noch ein Kind ist, sondern eine Jungfrau, weil sie dann reif ist; und er soll ein Weib erst berühren, wenn er einen Bart hat, weil er dann erst reif ist, einen Sprössling zu zeugen. Denn wer in Fressen und Saufen aufgeht, der wird oft in seinen Gliedern aussätzig und gebrestenhaft; wer aber mässig isst und trinkt, hat gutes Blut und gesunden Leib. So verstreut Jener, der immer wollüstig ist und in der Geilheit seines Körpers seinen Lüsten nachgeht, in dem Sturm seiner Zeugungslust unnütz seinen Samen und geht oft selbst mit seinem Samen zu Grunde. Wer aber seinen Samen richtig ergiesst, bringt es zur richtigen Zeugung.

Vom Wasser

... Sumpfwasser, wo auch immer auf der Erde es sei, ist ganz wie Gift; denn es hat in sich die werthlosen und schädlichen Feuchtigkeiten der Erde und den giftigen Geifer der Würmer. Dies ist ganz schlecht zum Trunk und überhaupt zum Gebrauch der Menschen und kann nur zum Waschen dienen, wenn man es hierzu nehmen muss. Wer es aber aus gänzlichem Mangel an anderm Wasser trinken will, muss es vorm Genuss erst kochen und dann abkühlen lassen; auch kann man Brot, Speise und Bier, das mit ihm gekocht wird, in Maassen nehmen, weil man es durchs Feuer reinigt ... Aber das Wasser von Brunnen, die tiefer in die Erde gegraben sind, so dass es steht und nicht ausfliessen kann, ist besser und angenehmer zur Speise, zum Trunk und anderem Gebrauch, als fliessendes Quellwasser. Im Vergleich zu Quellwasser ist es wie milde Salbe, da es nicht fortwährend ausfliesst und durch den milden Hauch der Luft erwärmt wird. Denn Quellwasser ist hart und widersteht daher den Speisen, so dass sie sich kaum erweichen und kochen lassen. Und da es ganz rein ist, hat es wenig Schaum und vermag darum die Speisen weniger so zu reinigen, wie anderes Wasser ... ... Doch ist das Quellwasser leichter und reiner als Flusswasser, das durch Erde oder Sand oder Steine, über die es strömt, gereinigt wird. Zum Trunk taugt es, da es rein ist, und es ist auch hart und gesellt sich einigermaassen in seinen Eigenschaften dem Wein, doch ist es an Speisen für den Genuss schädlich und wegen seiner Härte auch beim Waschen den Augen. Aber das Wasser von Flüssen, die über die Erde fliessen, ist dick, weil es von der Sonne und der Luft getroffen wird, und ist voll Schaum und zum Trinken nicht gesund, da sich unterschiedliche Eigenschaften der Luft und der Elemente mit ihm mischen und es auch von dem Rauch und Nebel, der von gewissen ungesunden Bergen niedersteigt, inficirt wird ... Wenn Menschen oder andere Geschöpfe das Wasser trinken, bringt es ihnen Tod oder macht die Glieder hervorstehen, weil es sie verbildet oder schwächt ... Aber kleine und ganz klare Bäche, die von anderen Gewässern gleichsam wie Adern abfliessen, die sind vermöge ihres Ausflusses rein und recht nützlich zu jedem Gebrauch für Mensch und Vieh. Regenwasser aber ist hart und nimmt kranken Menschen Unrath, böse Säfte und Eiter, doch gesunden Menschen schadet es, weil es bei ihnen nichts zum Reinigen findet. Wenn es aber in Cisternen steht, wird es milder und ist für Gesunde und Kranke gut; doch is Quell- und Flusswasser viel besser u.s.w....

Von der Empfängnis

Wenn das Blut eines Mannes in der Gluth der Wollust aufschäumt, giebt es Schaum von sich, den wir Samen nennen; so giebt ein Topf am Herdfeuer in Folge der Feuerhitze Schaum von sich. Wenn nun einer vom Samen eines Kranken empfangen wird oder von schwächlichem, ungekochtem Samen, der mit eitrigem Saft gemischt ist, der ist in seinem Leben meistens krank und voll Fäulniss, wie Holz, das, von Würmern durchbohrt, vermodert. So einer wird denn oft voll von Geschwüren und Eiterbeulen und zieht den eitrigen Krankheitsstoff aus den Speisen leichter an sich zu dem Eiter, den er schon hat. Wer davon frei ist, ist gesunder. Wenn der Same aber geil ist, wird der aus ihm empfangene Mensch unmässig und geil... . Wenn ein Mann unter Erguss kräftigen Samens und in treuer Liebe zur Frau zu ihr kommt und sie dann auch die rechte Liebe zum Manne hat, dann wird ein männliches Kind empfangen; denn so hat es Gott eingerichtet... Wenn der Mann seine Frau treu liebt, die Frau aber den Mann nicht, oder auch die Frau den Mann liebt, aber der Mann nicht die Frau, und der Mann dermalen nur dürftigen Samen hat, so entsteht ein weibliches Kind.... Die Wärme der Frauen von dicker Constitution ist stärker als der Samen des Mannes, so dass das Kind häufig ihnen ähnlich wird; die Frauen von magerer Constitution bekommen oft ein Kind, das dem Vater ähnelt...

Von den Krankheiten

Was die verschiedenen Krankheiten betrifft, an denen manche Menschen leiden, so rühren sie vom Schleim her, der sie anfüllt. Wäre der Mensch im Paradies geblieben, so hätte er keinen Schleim im Körper – woher die Krankheiten stammen – sondern sein Leib wäre gesund und frei von ihm. Nun aber hat er sich dem Bösen zugeneigt und hat das Gute verlassen, und da ist er der Erde ähnlich geworden, die gute und schädliche Kräuter hervorbringt und gute und schädliche Feuchtigkeit in sich birgt. Denn vom Genuss des Apfels ist das Blut der Söhne Adams in das Samengift verwandelt worden, dem die Menschenkinder entstammen. Daher ist ihr Fleisch voll Schwären und Löcher, die gewissermaassen Sturm und Rauchniederschläge in den Menschen herbeiführen; und hieraus bildet sich Schleim und erstarrt und macht den Körper krank ... Manche Menschen sind gierig und enthalten sich nicht üppiger Speisen. So bildet sich in ihnen giftiger, zäher, trockner Schleim, kein feuchter, sondern scharfer, der aufgeschwemmtes, dunkles und krankes Fleisch in ihnen wachsen lässt. Und wenn sie sich vom Genuss der fetten Speisen nicht enthalten mögen, ziehen sie sich leicht den Aussatz zu. Und die Schärfe des Schleimes erregt einen Brodem wie von Melancholie um Leber und Lunge, sie werden jähzornig und verdriesslich, und ihr Schweiss ist nicht sauber, sondern schmutzig. Sie sind aber nicht schwach, sondern tüchtig und kühn, und in Folge ihrer Körperbeschaffenheit sind sie herrschsüchtig und anmaassend. Der Schleim richtet einige dieser Constitutionen schnell zu Grunde, da er stark ist, einige aber lässt er länger leben. Andere Menschen sind von geiler Natur und noch weniger enthaltsam, so dass sie sich kaum mässigen können und auch krank werden. Die haben zu viel feuchten Schleim, weil sich in ihnen schädlicher Saft bildet und ein böser Schleim sich ansammelt, der ungesunden Brodem in ihre Brust und Gehirn aufsteigen lässt. Die Feuchtigkeit dieses dampfenden Schleimes verringert ihr Gehör, so dass sie in ihrem Magen und in den Ohren wie ein schädlicher Nebel ist, der gute Pflanzen und Früchte schädigt. Dieser Schleim thut aber der Lunge nichts, da sie auch feucht ist und keine Feuchtigkeit annimmt – sonst würde sie sofort weggeschwemmt werden. Auch auf das Herz hat er keinen bösen Einfluss, denn das wird immer stark sein und zu grosse Feuchtigkeit nicht annehmen. Leute von dieser Constitution sind freundlich und heiter, doch träge, und manche von ihnen leben ziemlich lange; denn dieser Schleim tödtet nicht, doch trägt er auch keineswegs zur Gesundheit bei. – Manche sind jähzornig, doch ihr Zorn verraucht bald, und sie sind trefflich und heiter, doch kalt; sie haben schwankende Sinnesart und sind mit geringer

Nahrung zufrieden. Diese aber ziehen sich von den drei Schleimarten, dem trocknen, feuchten und lauwarmen Schleim, wässerigen Schaum zu, der aus dem Schleim entsteht und gleichsam gefährliche Pfeile in ihre Adern, Mark und Fleisch sendet, wie kochendes Wasser, welches kochenden Schaum ausstösst ...

Vom Nebel

Auf einigen Bergen und Thälern und anderen Gegenden erhebt sich manchmal nach dem Gericht Gottes ein dunkler Nebel, der sich dann stürmisch verbreitet und schlechten und schädlichen Schmutz in sich birgt. Wenn er sich über die Lande hebt, bringt er Krankheiten, Seuchen und Tod für Menschen und Vieh. Bisweilen steigt auch aus Wasser Nebel auf, streift Alles auf dem Lande und verbreitet sich. Auch er bringt zum Theil Menschen und Vieh Krankheiten und Seuchen, doch tödtet er nicht, knickt aber die keimenden Baumblüthen und schadet den Früchten, so dass Bäume und Pflanzen ihre Blätter zusammenziehen und verdorren, als ob sie mit heissem Wasser begossen sind. Ein anderer Nebel rührt von grosser Hitze und Menge der Luft und der Wolken mit ihrer Feuchtigkeit her, ist aber nicht schlimm. Mancher Nebel kommt auch von Kälte und Erdfeuchtigkeit oder gewissen Gewässern, doch bringt er Menschen, Vieh und Erdfrüchten keinen Schaden, weil es in seiner Natur liegt, dass er sich zu seiner Zeit erhebt ...

Die Schöpfung Adams

Als Gott Adam schuf, umleuchtete der göttliche Glanz den Erdenkloss, aus dem er geschaffen wurde, und so nahm jene Erde nach einer gegebenen Form in der äusseren Gliedergestaltung Erscheinung an und blieb innen leer. Darauf schuf Gott aus derselben Erdmasse in ihr Herz, Leber, Lunge, Magen, Eingeweide, Augen, Zunge und das andere Innere. Und als er den lebendigen Odem in sie blies, wurde der Stoff – Knochen, Mark und Adern – belebt und der Odem vertheilte sich in die Stoffmasse, wie ein Würmchen sich in sein Haus einzwängt und Lebenssaft im Baume ist. Sie wurden so belebt, wie Silber eine andere Gestalt bekommt, wenn der Goldschmied es ins Feuer thut; und der Odem hat seinen Sitz im Herzen. Dann entstanden auch durch die Glut der Seele in der Stoffmasse Fleisch und Blut. Und die Lebenskraft der Seele sandte Schaum und Feuchtigkeit zum Haupt, ins Gehirn; daher ist das Gehirn feucht, und von jener Feuchtigkeit trägt das Haupt Haare. Aber die Seele ist feurig, bewegt und feucht und nimmt das ganze Herz des Menschen ein. Die Leber erwärmt das Herz, die Lunge deckt es, der Magen ist innen ein Raum im Menschenkörper zur Aufnahme von Speisen. Das Herz hat die Eigenschaft des Wissens, die Leber des Gefühls, die Lunge des Blattes (der Veränderlichkeit, Beweglichkeit?), der Mund dient der Vernunft als Weg, ein Sprachrohr für das, was der Mensch vorträgt, und eine Aufnahme der Erfrischungen des Körpers; und er spricht, hört aber nicht, während das Ohr hört, aber nicht spricht. Die beiden Ohren sind gleichsam die Flügel, die jeden Wortschall ein- und ausführen, wie die Fittige den Vogel in die Luft tragen. Auch die Augen sind Wege für den Menschen, und die Nase ist sein Witz, und so ist der Mensch auch in seinen übrigen Gliedern zubereitet ... Der Mensch wird auf zwei Arten ernährt: er wird durch Speise wieder voll und durch Schlaf erfrischt ...

Der Mensch besteht aus den Elementen

Wie die Elemente die Welt zusammenhalten, so bilden sie auch die Verbindung des Menschenkörpers, und ihre ausströmenden Wirkungen vertheilen sich in dem Menschen, dass er durch sie gefestigt wird, wie sie in der ganzen Welt ihre Wirkung ausüben. Feuer, Luft, Wasser, Erde sind im Menschen, aus ihnen besteht er. Vom Feuer hat er die Wärme, Athem von der Luft, vom Wasser Blut und von der Erde das Fleisch; in gleicher Weise auch vom Feuer die Sehkraft, von der Luft das Gehör, vom Wasser die Bewegung, von der Erde das Aufrechtgehen. Wie es nun um die Welt gut steht, wenn die Elemente ihre Schuldigkeit thun, dass Wärme, Thau und Regen, jedes zur rechten Zeit, maassvoll niederfallen zur Erwärmung der Erde und Früchte und Fruchtbarkeit und Gesundheit bringen – denn fielen sie gleichzeitig und plötzlich und unregelmässig auf die Erde, so wurde diese zerbersten und ihre Fruchtbarkeit und Gesundheit zu nichte werden –: so erhalten auch die Elemente den Menschen, wenn sie ordnungsmässig in ihm thätig sind, und machen ihn gesund; wenn sie aber wider einander sind, machen sie ihn krank und tödten ihn. Denn die von Wärme, Feuchtigkeit, Blut und Fleisch sich absondernden Schleimansammlungen sind, wenn sie mässig und ruhig wirken, gesund; wenn sie aber den Menschen zugleich durcheinander treffen, schwächen und tödten sie ihn. Denn Wärme, Feuchtigkeit, Luft und Fleisch haben sich nach dem Sündenfall im Menschen zu schädlichem Schleim verwandelt.

Von der Empfängniss

Folgendermaassen aber entsteht jeder Mensch durch Zusammengerinnen. Der Mensch hat Willen, Ueberlegung, Macht und Einverständniss. Zuerst kommt der Wille, denn jeder Mensch hat einen Willen Dies oder Jenes zu thun. Dann folgt die Ueberlegung, ob etwas passend oder unpassend, lauter oder unlauter sei. Die Macht ist das Dritte, sie setzt eine Handlung durch; das Einverständnis schliesst sich an, da ohne dieses ein Werk nicht vollendet werden kann. Diese vier Kräfte sind bei der Entstehung des Menschen thätig. Die vier Elemente rufen viererlei Säfte im Menschen hervor, wenn sie in stürmischer Fülle nahen: das Feuer, das Trockne, entflammt den Willen, die Luft, das Feuchte, erregt die Ueberlegung, das Wasser, das Schäumige, lässt die Macht aufwogen, die Erde, das Milde, lässt das Einverständnis hervorsprudeln. All dies fliesst über und ruft Sturm hervor und leitet aus dem Blut giftigen Schleim, den Samen, hervor, welcher an seinem richtigen Ort geleitet sich mit dem Blut des Weibes vermischt und davon blutig wird. Aus der Lust, welche die Schlange beim Apfelgenuss dem ersten Menschen eingeblasen hat, entsteht die Empfängniss, weil dann das Blut des Mannes durch die Lust erregt wird. Dies Blut giebt dem Weibe kalten Schleim, und dieser erstarrt von der Wärme des mütterlichen Fleisches und dehnt sich zu einer blutigen Form aus und verharrt in dieser Wärme so, bis er von der Ausschwitzung des Trocknen in den Speisen der Mutter zu einer kleinen menschlichen Gestalt anwachsend sich verdichtet und das Zeichen des Schöpfers, das den Menschen geschaffen hat, diese dichte Gestalt durchdringt, wie ein Goldschmied ein Gefäss mit erhabener Arbeit anfertigt ... Und dann formt sich aus ihm wie ein Bild die Menschengestalt, Mark und Adern fügen sich wie Fäden in sie ein, vertheilen sich und bilden überall feste Bänder, und gleichsam eine Eihaut umgibt das Mark, die später zu Knochen wird ... Doch noch ist diese Gestalt von solcher Stumpfheit, dass sie sich nicht bewegen kann, und sie liegt da, als ob sie schlafe und wenig athme. Und der Lebenshauch durchdringt und füllt und stärkt sie in Mark und Adern, so dass sie mehr wächst als bisher, bis sich Knochen über dem Mark ausdehnen und die Adern stark genug werden, um das Blut festzuhalten. Dann bewegt sich das Kind so, dass die Mutter es fühlt, als ob es plötzlich erwache, und von da an bleibt es immer lebhaft. Denn der lebendige Odem, die Seele, zieht nach dem Willen der Allmacht in die Gestalt ein und macht sie lebendig und hält in ihr überallhin seinen Umzug, wie der Wurm, der Seide spinnt, in der er sich wie in seinem Haus einschliesst ... Nachdem der Same des Mannes an seine richtige Stelle gelangt ist, so dass er Menschengestalt annehmen muss, dann wächst um diese Gestalt vom Monatsblut der Mutter gefässartig eine Haut, die sie völlig umgiebt, damit sie sich nicht bewegt und falle; denn das geronnene Blut sammelt sich dort so, dass die Gestalt in seiner Mitte ruht, wie der Mensch in seinem Hause. Und in ihm hat sie Wärme, und eine Hülfe wird ihm von dem schwarzen mütterlichen Leberblute bis zu seiner Geburt aufgezogen. Und das Kind bleibt solange in dem Gefäss eingeschlossen, bis seine Vernunft verlangt, dass seine Menschenfülle hervortrete. Da kann und darf es nicht mehr eingeschlossen bleiben und schweigen, denn im Mutterleibe kann das Kind nicht schreien. Wenn aber die Geburt beginnt, zerreisst das Gefäss, in dem das Kind eingeschlossen ist, und die macht des ewigen Gottes, die Eva aus der Seite Adams bereitet hat, naht und kehrt alle Winkel der Behausung des mütterlichen Körpers von ihren Plätzen. Und die Fugen der Mutter bieten sich dieser Kraft dar und nehmen sie auf und öffnen sich. Und so halten sie fest, bis das Kind herauskommt, und dann schliessen sie sich zusammen, wie sie vorher gewesen sind. Auch die Seele des Kindes merkt, während es hinaustritt, die Macht der Ewigkeit, die sie geschickt hat, und ist fröhlich; wenn es aber heraus ist, bricht es in Weinen aus, weil es die Finsterniss der Welt spürt ...

Von der Milch

Wenn ein Weib vom Manne empfangen hat und der Same in ihr zu wachsen beginnt, dann zieht sich von derselben natürlichen Kraft das Blut der Mutter aufwärts zu den Brüsten, und was von Speisen und Getränken Blut werden müsste, verwandelt sich zu Milch, damit von ihr das Kind, das in ihrem Leibe wächst, ernährt werden kann. Wie das Kind im Mutterleibe zunimmt, so mehrt sich auch die Milch in den Brüsten, damit das Kind davon ernährt werde ...

Die fleischliche Lust

Die Adern, die in der Leber und im Bauch des Mannes sind, treffen sich in seinen Genitalien. Und wenn die Erregung der Lust vom Marke des Mannes ausgeht, gelangt sie in die Geschlechtstheile und erregt im Blute den Vorgeschmackt der Lust. Und weil diese Theile eng und fest eingeschlossen sind, kann jene Erregung sich nicht genügend verbreiten und erglüht dort stark in Lust, so dass sie in dieser Glut selbstvergessen sich nicht enthalten kann, den Samenschleim zu entsenden; denn wegen der Eingeschlossenheit der Schamtheile entbrennt das Feuer der Lust heftiger, wenn auch seltener, in ihm als in der Frau. Denn wie auf grossen Wellen, die sich von starken Stürmen auf Flüssen her heben, ein Schiff heftig kämpft und kaum sich halten und widerstehen kann: so kann auch im Sturm der Wollust die Natur des Mannes sich schwer zähmen. Aber auf Wellen, die von sanftem Winde sich erheben, und in Stürmen, die von sanfter Windbewegung herrühren, kann sich der Nachen, wenn auch mit Mühe, halten: so ist des Weibes Natur in der Wollust, da sie sich leichter bezwingen kann, als die Art der Wollust des Mannes. Diese gleicht dem Feuer, das erlischt und wieder angefacht wird; denn wenn es fortwährend glühte, würde es Vieles verzehren: so erhebt sich die Lust ab und zu im Manne und sinkt dann wieder; denn wenn sie immer in ihm wüthete, könnte er sie nicht ertragen.

Die Temperamente des Menschen

Choleriker. Einige Männer sind mannhaft und haben ein starkes und dickes Gehirn. Ihre äusseren Adern, die die Gehirnhaut umgeben, sind ziemlich roth. Ihre Gesichtsfarbe ist recht roth, wie auf gewissen Bildern, die mit rother Farbe gemalt werden; sie habe dicke und starke Adern, die heisses Blut von wachsgelber Farbe bergen, und auf der Brust sind sie dick und haben starke Arme, doch fett sind sie nicht, weil die starken Arme und Blut und Glieder ihr Fleisch nicht zu fett werden lassen ... Diese sind klug und werden von Anderen gefürchtet, haben Umgang mit den Frauen und suchen sich von anderen Männern fernzuhalten, weil sie die Weiber mehr lieben als die Männer. Die Gestalt des Weibes lieben sie im Umgang so sehr, dass ihr Blut unaufhaltsam erglüht, wenn sie eine Frau sehen oder hören oder an sie denken; ihre Augen sind wie Pfeile, eine Frau, die sie sehen, zu lieben; ihr Gehör wie ein starker Wind, wenn sie die Frau hören, ihre Gedanken wie starker Orkan, der über die Erde dahinbrausen muss. Sie sind mannhafte Männer und heissen Künstler der Fruchtbarkeit, weil sie viele Sprösslinge haben, wie ein Baum, der von sich viele Zweige weit ausgehen lässt. Wegen ihres Feuers im Umgang mit den Frauen sind sie wie Pfeile. Sie sind gesund und heiter, wenn sie mit Weibern verkehren; sonst trocknen sie ein und schleichen einher, als ob sie sterben wollen, es sei denn, dass sie in Folge wollüstiger Träume oder Gedanken oder einer anderen perversen Sache von selbst Samen verlieren ...

Sanguiniker

Andere Männer haben warmes Gehirn und anmuthige Gesichtsfarbe, weiss und roth gemischt, und fette Adern voll Blut und dickes Blut von rechter rother Farbe. Sie besitzen heitere Säfte, die durch bittere Traurigkeit nicht bedrückt werden und vor denen die bittere

Melancholie sich flüchtet ... Mit Frauen vermögen sie ehrbaren und fruchtbaren Umgang zu haben und blicken sie mit schönen, reinen Augen an; denn während die Augen der anderen (der Choleriker) wie Pfeile sind, machen ihre Augen ihnen eine ehrbare Musik, und während das Gehör der anderen wie heftiger Wind ist, hat ihr Gehör gleichsam den Klang der Laute u.s.w. ...

Vom Monatsfluss

Bei zunehmendem Mond mehrt sich das Blut im Weibe wie im Manne, bei abnehmendem mindert es sich, bis zum 50. Lebensjahr. Während sich aber das Blut des Mannes nur bei abnehmendem Monde mindert, wird es bei der Frau auch während der Menstruation geringer. Wenn diese also die Frau bei zunehmendem Monde trifft, dann hat sie mehr Schmerzen, als wenn es ihr bei abnehmendem passirt; denn dann müsste es sich mehren, während es sich mindert. Nach dem 50. Jahr richtet sich Zunahme und Abnahme des Blutes nicht mehr nach dem Mondlauf in solcher behenden Stärke wie vorher, sondern das Blut lässt das Fleisch bis zum 80. Jahr etwas dicker werden, als vorher, weil Abnahme und Zunahme des Blutes aufhört. Nach dem 80. Jahr schwindet Fleisch und Blut des Mannes, die Haut zieht sich zusammen, es entstehen Runzeln, während in der Blüthezeit seine Haut glatt und gespannt war, weil Fleisch und Blut voll waren. Weil nun nach dem 80. Jahr beim Manne Fleisch und Blut dahinwelken, wird er schwach und bedarf wie ein Kind fortwährend der Speise und des Getränkes, um erfrischt zu werden, damit durch die Nahrung ersetzt werde, was er an Fleisch und Blut einbüsst. Bei den Frauen aber hört nach dem 50. Jahr die Menstruation auf, abgesehen von denjenigen, die so gesund und stark sind, dass die Reinigung bis zum 70. Jahr anhält, und dann, wenn das Blut nicht mehr wie zuvor fliesst, wird ihr Fleisch dick bis zum 70. Jahr, weil es dann durch den Blutfluss nicht mehr geschwächt wird. Nach dem 70. Jahr aber (ist es wie bei den Männern nach dem 80.), weil sie schwächer sind als die Männer, während dieses Elend des Greisenalters bei den Männern bis zum 80. Jahr hingehalten wird ...

Vom Schlaf

Das Mark des Menschen wächst durch den Schlaf, wie sein Fleisch durch die Speise. Denn wenn er schläft, wird sein Mark erneuert, und wenn er wacht, wird es einigermaassen geschwächt und verringert, wie der Mond beim Zunehmen wächst und beim Abnehmen kleiner wird und wie die Pflanzenwurzeln zur Winterszeit die Lebenskraft in sich bergen, die sie im Sommer in die Blüthen treiben. Wenn daher das Mark des Menschen durch Arbeiten ermüdet oder durch Wachen geschwächt ist, wird der Mensch vom Schlaf bezwungen und schläft stehend, sitzend oder liegend leicht ein, da seine Seele an sich selbst die Nothlage des Körpers wahrnimmt. Denn wenn das Mark durch Wachen geschwächt ist, leiten die Seelenkräfte einen sanften süssen Hauch aus dem Mark; dieser durchweht die Halsadern und den Nacken des Menschen und theilt sich den Schläfen und Kopfadern mit und drückt den lebendigen Athem des Menschen dergestalt nieder, dass solch einer dann daliegt wie gefühllos und bewusstlos, dass er nicht mehr Herr seines Körpers ist und bewussterweise weder Verstand noch Gedanken noch Gefühl hat, nur dass die Seele für Ein- und Ausathmung sorgt wie beim wachenden Menschen... Da sammelt die Seele des Menschen ihre Kräfte, lässt sein Mark wachsen und erstarken, kräftigt durch dieses die Knochen und sammelt das Blut, kocht das Fleisch, beruhigt die einzelnen Glieder und verbreitet in selbigem Menschen Weisheit und Wissen zu seiner Lebensfreude. Beim Schlafe des Menschen hat (das Mark) daher mehr innere Wärme als im wachen Zustande, weil es beim Wachen flüchtig und verwirrt dahinschwindet; und darum schläft jener; wenn er aber schläft, glüht sein Mark, weil es dann zunimmt und fett und rein wird.

Von nächtlicher Befleckung

Daher erregt es auch oft in dieser Glut in Folge seiner Fülle das Blut zur Lust und leitet ohne Wissen des Menschen Samen in seine Geschlechtstheile. Es erglüht auch oft in Folge übermässigen Essens und Trinkens, denn Uebermaass facht das Feuer des Markes an, und der Speisesaft bringt Mark und Blut etwas in Aufregung. Und das glühende Mark erregt im Blute fleischliche Lust…; was doch in Folge der Sommerhitze oder der Wärme der Bekleidung nie oder nur selten geschieht.

Vom Athmen

Wenn der Mensch nicht ein- und ausathmete, würde er den Körper nicht bewegen können, und sein Blut würde nicht fliessen, wie ja auch Wasser ohne Luftbewegung nicht fliesst.

Vom Uebermaass des Schlafes

Wenn einer übermässig viel schläft, bekommt er davon leicht verschiedene böse Fieber und zieht sich eine Verdunkelung der Augen zu, weil seine Augen beim Schlaf zu lange geschlossen sind, wie einer, der zu lange in die Sonne sähe, sich davon eine Verdunkelung der Augen holte. Wenn einer aber mässig schläft, wird er gesund sein. Wer übermässig viel wacht, wird körperlich schwach und verliert seine Kräfte und wird geistig ziemlich geschwächt, und das die Augen umgebende Fleisch schmerzt und röthet sich und schwillt auf. Doch die Sehschärfe und Pupille verletzt er dadurch nicht. Wer aber mässig wacht, bleibt gesund. Oft ist ein Mensch wach und kann nicht schlafen, weil sein Geist mit verschiedenen Gedanken, Möglichkeiten und Widerwärtigkeiten beschäftigt oder von grosser Freude abgespannt ist. Denn wenn er in Trauer, Furcht, Angst, Noth oder in anderen derartigen widerstreitenden Empfindungen ist, wird sein Blut oft in Unruhe versetzt, und die Adern, die angenehmen Schlafhauch aufnehmen müssten, ziehen sich etwas zusammen, so dass sie es nicht können. Und auch wenn er etwas gesehen oder gehört hat oder ihm etwas begegnet ist, worüber er sich über die Maassen freut, dann wenden sich seine Adern der Freude zu und können den angenehmen Schlafhauch nicht behalten, so dass jener die rechte Mischung in sich nicht hat und wach bleibt, bis er sich in seinem Gemüthe mit jener Sache abfindet und wieder zur Vernunft kommt und die Adern auf ihr rechtes Maass zurückgehen und der Mensch schläft. Auch wenn einer von schwerer Krankheit gepeinigt wird, gerathen Blut und Säfte in ihm in Widerstreit und erregen Stürme in ihm, und so kann er wegen dieser Widerwärtigkeiten nicht schlafen, sondern bleibt wach gegen seine Gesundheit und seinen Willen …

Von körperlicher Bewegung

Wenn ein körperlich gesunder Mann lange umhergeht oder aufrecht steht, schadet ihm das nicht viel, weil er sich körperlich bewegt, vorausgesetzt, dass er nicht zu viel geht oder steht. Wer aber schwach ist, muss sitzen, weil er davon Schaden nähme, wenn er ginge oder stände. Das Weib aber – denn es ist gebrechlicher als der Mann und hat einen andern Schädel – muss mehr sitzen als umhergehen, damit es keinen Schaden nimmt. Wer aber reitet, nimmt keinen grossen Schaden, wenn er auch davon müde wird, weil er sich in frischer Luft aufhält; aber er muss Füsse und Schenkel dadurch pflegen, dass er sie zuweilen bewegt und ausstreckt.

Die sanguinischen Weiber

Manche Frauen sind von starker Constitution, haben weiches, schönes Fleisch und zarte Adern und gesundes Blut ohne schlechte Beimischung. Und weil Ihre Adern zart sind, haben sie weniger Blut in sich, und ihr Fleisch nimmt desto mehr zu und mischt sich mit Blut, und sie haben eine reines und weisses Gesicht, lieben gern und werden geliebt, sind kunstfertig und für sich enthaltsam, haben zur Zeit der Menstruation nur wenig Blut im Ausfluss, und ihre Gebärmutter ist stark zum Gebären geschaffen; so sind sie denn fruchtbar und können concipiren. Doch bekommen sie nicht viele Kinder; und wenn sie ledig bleiben und keine Kinder bekommen, haben sie leicht körperliche Schmerzen; verheirathen sie sich aber, so sind sie gesund. Wenn bei denen der Monatsfluss vor der richtigen Zeit aufhört, werden sie bisweilen melancholisch oder bekommen Seitenschmerzen, der Wurm wächst in ihrem Fleisch, fliessende Drüsen, die man Scropheln nennt, brechen bei ihnen auf oder es bildet sich geringer Aussatz.

Von den phlegmatischen Weibern

Gewisser anderer Frauen Fleisch wächst nicht viel, weil sie dicke Adern haben und ziemlich gesundes Blut, das ein wenig weisses Gift in sich enthält, woher es eine weissliche Farbe bekommt. Sie haben ein ernstes Antlitz von dunkler Farbe, sind energisch und tüchtig und haben einen männlichen Sinn und in der Menstruation mässigen Blutausfluss. Weil sie dicke Adern haben, sind sie meistens fruchtbar und empfangen leicht, weil ihre Gebärmutter und ihr Eingeweide stark angelegt ist. Die Männer ziehen sie an sich and nach sich, und daher lieben die Männer sie. Wenn sie sich der Männer enthalten wollen, können sie das und leiden darunter nicht viel, wenn auch ein wenig. Wenn sie aber von der Umarmung der Männer ferngeblieben sind, werden sie in ihrem Wesen herbe und ernst; wenn sie aber mit Männern verkehrt haben, weil sie ihren Umgang nicht vermeiden wollten, werden sie ganz geil in ihrer Lust nach den Männern. Und weil sie etwas männlich sind, haben sie wegen ihres inneren Lebenssaftes zuweilen ein Bärtchen am Kinn. Wenn aber der Monatsfluss vor der Zeit bei ihnen versiegt, bekommen sie die Kopfkrankheit der Hirnwuth oder die Milzsucht oder Wasserzucht, oder stets schwärende Fleischstellen wachsen an ihnen oder an irgend einem Glied wucherndes Fleisch, wie eine Blatter an einem Baum oder an einer Frucht.

Von den cholerischen Weibern

Andere Weiber haben zartes Fleisch, aber starke Knochen und mässige Adern und träges, rothes Blut und sich von bleicher Gesichtsfarbe; sie sind gescheit und gütig, Verehrung und Furcht wird ihnen von dem Leuten zu Theil. Sie haben einen sehr starken monatlichen Blutfluss, ihre Gebärmutter ist stark, und sie sind fruchtbar. Die Männer lieben ihre Art, doch halten sie sich oft von ihnen fern, weil sie selbst sie mit ihren Reizen nicht an sich ziehen. Wenn sie sich verheirathen, sind sie keusch und halten die eheliche Treue und sind körperlich gesund; ledig aber haben sie Körperschmerzen und sind schwach, weil sie Keinem die eheliche Treue bewahren können und weil sie keine Gatten haben. Wenn ihre Reinigung vor der Zeit aufhört, werden sie gelähmt oder lösen sich in ihren Säften auf, so dass sie an diesen krank werden oder auch leicht die schwarze Drachengeschwulst (nigrum tumorum dragunculi) bekommen oder ihre Brüste vom Krebs anschwellen.

Von den melancholischen Weibern

Andere Weiber haben mageres Fleisch, dicke Adern, mässige Knochen und mehr rothblaues als blutfarbenes Blut, und haben ein Antlitz wie mit blauer oder schwarzer Farbe durchsetzt u.s.w.

Von den Haaren

Wenn einem Menschen das Haupthaar ausgeht, kann es durch kein Heilmittel mehr hergestellt werden, weil der befeuchtende Lebenssaft, den er früher auf seinem Schädel hatte, vertrocknet ist und sich von nun an dort keiner mehr erheben kann; daher können von nun an dort auch keine Haare wachsen …

Vom Kopfschmerz

Speise mit feuchtem Saft, wie der Saft von Gartenpflanzen oder Früchten ist, verursacht ohne trockenes Brot gegessen öfter Kopfschmerz; doch legt sich dieser bald, weil er von dünnem Saft entsteht. Aber auch der Schleim nimmt im Menschen zuweilen überhand, steigt zum Kopfe auf, trifft die Schläfenadern, die die Stirn kräftigen, und bringt so der Stirn Schmerzen …

Vom Zahnschmerz

Einige ganz kleine Aederchen umgeben das Häutchen, in dem die Hirnmasse gelagert ist, und erstrecken sich bis zum Zahnfleisch und den Zähnen selbst. Füllen sich diese mit bösem, übermässigem und eitrigem Blut und werden sie bei der Reinigung des Gehirns von dem Abgang befleckt, so bringen sie den Eiter und Schmerz aus sich zum Zahnfleisch und den Zähnen. Dann schwillt das Fleisch, welches die Zähne umgiebt, und die Kinnbacken und der Mensch empfinden Schmerz. Wenn aber der Mensch nicht öfter seine Zähne wäscht und reinigt …., entstehen manchmal Würmer in den Zähnen, und so schwillt das Zahnfleisch, und der Mensch hat davon Schmerzen.

Vom Milzschmerz

Wenn einer rohe Aepfel oder Birnen oder Kohl oder andere rohe Speisen zu sich nimmt, die weder durch Feuer noch durch irgend ein Gewürz erwärmt sind, können sie im Magen nicht leicht ausgekocht werden, weil sie vorher nicht erwärmt sind. Und so dringen die bösen Säfte jener Speisen, die durch Feuer oder durch ein Gewürz von Salz oder Essig hätten erwärmt und vertrieben sein müssen, es aber nicht sind, zur Milz und verursachen eine schmerzhafte Geschwulst derselben …

Vom Magen und schlechter Verdauung

Der Magen ist im Menschen so eingerichtet, dass er alle Speisen aufnimmt und verdaut; er hat die Natur, festzuhalten, und ist innen etwas faltenreich, damit er die Speisen zur Verdauung festhalten kann und sie nicht zu schnell verdaut werden, wie der Maurer die Steine darum einhaut, damit sie den Mörtel aufnehmen und festhalten und er nicht ausfliesst oder abfällt. Wenn nun Menschen gewisse Speisen übermässig viel essen, nämlich rohe oder ungekochte oder halbgare und über die Maassen fette und schwere oder dürre und trockene, dann können Herz, Leber, Lunge und die andere Wärme im Menschen dem Magen nicht so viel starkes Feuer darbieten, dass jene Speise gekocht werden; dann werden sie im Magen käsig und hart und kahmig, so dass sich in ihm viel grüner, blauer, rothblauer Schleim sammelt und sich auch bisweilen böse Säfte und Unrath wie eitriger Koth durch den ganzen Körper verbreitet und böser Rauch, wie wenn grünes, feuchtes Holz verbrannt wird, überall im Körper aufsteigt … Vom Magenschmerzen ensteht Seitenschmerz und davon Unterleibsschmerz. Denn wenn der Magen von schädlichen und schlechten Speisen krank wird, weil starke und schlechte Speisen in ihm nicht verdaut werden können, dringt ein Schmerz wie Rauch und Nebel aus ihm in die Seite, wie ein scharfer Qualm von grünem Holze aufsteigt, und dieser Magendunst verbreitet sich wie eine schwarze Wolke zum Unterleib, und dieser nimmt den Dunst auf, weil er nach der andauernden Gewohnheit immer dorthin strebt, wie Rauch nach dem Rauchfang …

Vom Podagra

… Wer verschiedene üppige Speisen häufig geniesst, bekommt leicht Podagra … Die Weiber bekommen es nicht so leicht, die schädlichen Säfte gehen in die monatliche Reinigung über, und so werden jene vom Podagra frei.

Von der Verdauung

Wenn der Mensch isst, vertheilen die Aederchen, die den Geschmack empfinden, ihn durch den Körper, und die inneren Adern der Leber, des Herzens, der Lunge empfangen den feineren Saft dieser Speisen vom Magen und tragen ihn durch den ganzen Körper, und so mehrt sich das Blut im Menschen, und der Körper wird ernährt, wie Feuer, das vom Blasebalg entfacht ist, und wie Gras durch Wind und Thau erstarkt und wächst … Was aber in den verzehrten Speisen und Getränken Unrath ist, senkt sich beim Menschen nach unten und verwandelt sich in Koth und geht dann ab; wie wenn man Trauben in die Kelter legt: den Wein füllt man in ein Gefäss, den Rest, die Hülsen, wirft man weg.

Vom Durst nach dem Schlaf

Oftmals, wenn einer Tags oder Nachts erwacht, dürstet er in Folge der Wärme oder Trockenheit der Speisen. Dann soll er nicht gleich trinken, so lange die Schlaftrunkenheit noch in ihm ist, die ihm Krankheiten zuzöge und Blut und Säfte in unrichtige Wallung versetzen würde. Sondern wenn er erwacht, mag er sich eine Weile des Trunkes enthalten, wenn er auch stark dürstet, bis ihn die Schlaftrunkenheit ganz verlassen hat. Mag er dann gesund oder krank sein, soll er gegen den Durst nach dem Schlaf Wein oder Bier trinken, kein Wasser, denn dies würde seinem Blut und den Säften mehr schaden als nützen.

Von der Lähmung

(de paralysi fatigatione). Wer gelähmt ist ...muss nüchtern Wein trinken oder, wenn er den nicht haben kann, Gersten oder Weizenbier, oder wenn er auch das nicht haben kann, muss er sich Wasser mit Brot kochen, es durch ein Tuch filtriren und lauwarm trinken ...

Vom Fieber

Wer an täglichen Fiebern leidet, die von verschiedenen Speisen entstehen, darf nüchtern nichts trinken, da er dann innen noch trocken ist; denn wenn er nüchtern tränke, würde das Getränk durch den ganzen Körper dringen und ihm mehr schaden als nützen. Vielmehr soll er zuerst essen, damit seine Adern Speisesaft aufnehmen und erwarmen; dann trinke er Wein, und er wird ihm nicht schaden. Wenn er Wein nicht hat, trinke er Bier, wenn auch dies nicht da ist, Meth, wenn er auch den nicht hat, koche er Wasser, lasse es abkühlen und trinke es. Wer alle 3 oder 4 Tage Fieber hat, darf nüchtern nur in der grössten Noth trinken, wenn ihn starker Durst ergreift, und dann nur ein wenig Wasser. Beim Frühstück aber trinke er Wein; der ist ihm zuträglicher als Wasser (u.s.w. wie oben).

Vom Essen

... Nüchtern esse der Mensch zunächst etwas Warmes, damit der Magen sich erwärme, nichts Kaltes, weil dann der Magen so kalt wird, dass er nachher durch warme Speisen kaum erwarmen kann... Alles Obst, saft- und feuchtigkeitsreiche Nahrung vermeide er bei der ersten Mahlzeit, weil diese Speisen Schleim und Unruhe in den Säften herbeiführen würden; wenn er aber schon etwas genossen hat, kann er sie essen, und dann dienen sie mehr der Gesundheit als zur Schwächung des Körpers. Wer gesund ist, dem ist es zur guten Verdauung gut und heilsam, dass er sich des Frühstücks enthalte bis zur Mittagszeit. Wer aber krank oder schwächlich ist, dem ist es gut und heilsam, am Morgen zu frühstücken, um von den Speisen Kräfte zu bekommen, die er an sich nicht hat. Zur Nacht kann man dasselbe essen und trinken wie am Tage, wenn man will; doch dann esse man so zeitig vor der Nacht, dass man noch seinen Spaziergang machen kann, bevor man sich zur Ruhe legt.

Vom Trinken

Edler, starker Wein erregt Adern und Blut des Menschen auf unrechte Weise und zieht die ganze Feuchtigkeit, die im Menschen ist, an sich, wie Reinigungstränke es thun, und zwingt vor der richtigen Zeit den Harn zum Fliessen. Ungarwein thut das nicht ... Deswegen müssen starke Weine durch Brot, das man hineinthut, oder durch einen Zusatz von Wasser gemildert werden... Ungarwein braucht so nicht gemildert zu werden; wenn aber einer Wasser dazu thun will oder Brot und ihn so trinken, dann ist er zwar angenehmer zum trinken, aber nicht gesunder ...

Von Jahreszeiten und Mahlzeiten

Wer zur kalten Winterszeit speisen will, wähle sich einen Ort, der weder zu warm noch zu kalt ist, sondern mässig warm, und esse ... mässig warme Speisen ... Und wenn er auch warm gekleidet ist, darf er beim Essen nicht an einem kalten Ort sitzen, weil ihn die kalte Luft, die er während des Essens einathmet, krank macht. Kohlenwärme, die während des Essens den Rücken des Menschen trifft, ist gesunder, als wenn die Glut ihm ins Antlitz kommt. – Wer im Sommer, wenn er innerlich sehr warm ist, heisse Speisen geniesst, bekommt leicht Fluss (guttam); wer dann sehr kalte Speisen verzehrt, sammelt in sich Schleim. Darum soll man im Sommer lauwarme Speisen essen ... Wer im Sommer ... viel isst, dessen Blut erhitzt sich übermässig, seine Säfte nehmen eine üble Art an, sein Fleisch bläht sich und schwillt unnatürlich auf, weil die Luftwärme zu stark ist. Wenn er dann nur wenig zu sich nimmt, schadet ihm das nichts, sondern erhält ihn gesund. Wenn aber der Mensch im Winter, wenn er innerlich recht kalt ist, viel geniesst, so ist ihm dies gesund und macht ihn fett. Doch muss sich der Mensch in jeder Jahreszeit hüten, kochheisse und von Feuchtigkeit dampfende Speisen zu sich zu nehmen; sondern nach dem Kochen warte er, bis die Glut und der Dampf aufhören, weil glühende und dampfende Speisen seinen Leib aufblähen und leicht Aussatz herbeiführen. Auch wenn der Mensch unter grosser Traurigkeit leidet, soll er genügsam von ihm zusagenden Speisen essen, um erquickt zu werden; denn die Traurigkeit beschwert ihn. Auch bei grosser Freude soll der Mensch mässig essen, weil sein Blut dann frei und ungebunden umherkreist (in apertione vagationis dissolutus est), damit nicht bei reichlicher Nahrungsaufnahme seine blutsäfte sich zu Fieberstürmen verwandeln. Im Winter darf man nicht viel trinken ... und zwar trinke man Wein oder Bier, Wasser aber meide man möglichst ... Im Sommer darf man mehr trinken als im Winter ... auch ein Wassertrunk schadet dann weniger. Wenn aber im Sommer der Mensch erhitzt ist, und wenn er gesund ist, trinke er nur wenig lauwarmes Wasser und gehe bald ein wenig hin und her, damit das Wasser in ihm erwarme. Das ist seinem Körper zuträglicher, als wenn er Wein trinkt. Wenn er aber krank ist, und wenn es im Sommer ist, trinke er Wein mit Wasser oder Bier, weil ihn dies mehr erfrischt als Wasser. Immer aber, im Sommer und im Winter, hüte sich der Mensch vor zu starkem Trinken; denn zu starker Regenguss schadet der Erde, in dem er sie durchdringt, und so führt auch derjenige, der übermässig trinkt, eine Unbrauchbarkeit verschiedener Säfte in seinem Körper herbei. Doch soll man sich auch nicht gar zu sehr des Trinkens enthalten, weil man sich durch solche Enthaltsamkeit ausdörrt und sich eine Schwerfälligkeit des Geistes und Körpers zuzieht. Auch können dann die genossenen Speisen nicht gut verdaut werden und zuträglich sein, wie ja auch dürre und harte Erde keine gute Frucht trägt, wenn ihr Regenniederschläge fehlen ...

Vom Aderlass

Wenn die Adern des Menschen voll Blut sind, müssen sie von schädlichem Schleim und dem Saft ihrer Verdauung durch einen Einschnitt gereinigt werden. Wenn aber die Ader eingeschnitten wird, erbebt das Blut wie in plötzlicher Angst, und was dann zuerst herauskommt, ist kein reines Blut; Eiter und Blutverdauung fliessen gleichzeitig aus, und darum hat der Aderfluss verschiedene Farben, weil er Eiter und Blut ist. Wenn diese aber ausgeflossen sind, kommt reines Blut, und dann ist mit dem Aderfluss aufzuhören. Wer sich aber zu Ader lässt und gesund und kräftig ist, der soll so viel Blut lassen, wie ein starker durstiger Mann in einem Zuge Wasser trinken kann; wer schwach ist, nur so viel, wie ein Ei von mässiger Grösse fassen kann. Denn übermässiger Aderlass schwächt den Körper ... mässiger aber entfernt die bösen Säfte und ist dem Körper gesund ... Wer stark, gesund und dick ist, lasse alle drei Monate zur Ader ... und zwar bei abnehmendem Monde am 1., 2., 3., 4., 5. oder 6. Tag nach Vollmond ... Der Aderlass ist alten Leuten zuträglicher als jungen, weil das Blut der Greise mehr mit Eiter vermischt ist als das Blut junger Leute. Der Mann kann aber, wenn es nöthig ist, schon im 12. Lebensjahr zur Ader lassen ... aber doch nur soviel, wie zwei Nussschalen fassen können; das thue er einmal im Jahr bis zum 15. Lebensjahr; von da an ... wenn er gesund ist, lasse er soviel Blut, wie ein dürstender Mann Wasser in einem Zuge trinken kann, wie oben gesagt ist, bis zu 50 Jahren. Nach dem 50. Jahr, wo im Manne Blut und Schleim abzunehmen und sein Fleisch zu wachsen beginnt, lasse er nur einmal im Jahr zur Ader und vermindere den Durchschnitt des Maasses der Blutentleerung, und das thue er bis zu 80 Jahren. Später aber nützt ihm der Aderlass nichts mehr, sondern ist schädlich, weil die Lebenskraft des Blutes schon eingetrocknet ist; ausser wenn eine grosse Aufwallung und ein Aufbrechen der Säfte in ihm erfolgt, und dann lasse er dieser Noth wegen ein wenig zur Ader. Weil aber nach dem 80. Lebensjahr die Adern des Mannes dahinschwinden und ein Aderlass ihm nicht gesund ist, so errege er durch Kräuter, wie Schwarzdistel und dergleichen, Blättern an seinem Körper, damit die schädliche Säfte zwischen Fleisch und Haut ausfliessen, wenn die Pusteln aufbrechen. – Ein Weib ... wird den Aderlass bis zum 100. Lebensjahr ausdehnen, weil sie es wegen der schädlichen, eitrigen Säfte nöthiger hat als der Mann. Das beweist auch die monatliche Reinigung. Wenn sie durch diese nicht von schädlichen, eitrigen Säften gereiniget würde, dann würde sie ganz und gar anschwellen und könnte nicht leben. Nach dem 100. Jahr aber lasse sie nicht mehr zur Ader ..., wenn sie aber dann nocht schädliche Säfte in sich spürt, erzeuge sie Pusteln an denselben Stellen, wo auch Erhitzungen (cocturae) am Menschen gemacht zu werden pflegen. – Man muss wissen, dass in der Cephalica mehr Flüssigkeit ist als in der Mediana oder Epatica, weil der Cephalica mehr Adern mit Flüssigkeit anhaften als der Mediana oder Epatica: darum ist es heilsamer an der Cephalica den Aderlass vorzunehmen als an den anderen Adern. Denn wer viel Schleim im Kopf oder auf der Brust hat oder wem der Kopf so brummt, dass ihm davon das Gehör etwas verringert wird, lasse an der Cephalica zur Ader; doch hüte er sich vor zu reichlicher Blutentleerung, damit nicht seine Augen davon verdunkelt werden; denn einige bis zu den Augen reichende Aederchen haften ihr an, so dass bei starker Blutentleerung auch diese leer werden und dem Menschen das Augenlicht schwindet.

Vom Schröpfen

Wem die Augen von bösen Säften dunkel werden oder schwären oder das Fleisch um die Augen anschwillt, der lasse hinter den Ohren und am Nacken durch Hörner oder Schröpfgläser (cornibus aut ventosis) mässig Blut ab, drei oder vier Mal im Jahr; wenn er sich aber nothgedrungen dort öfter schröpfen lässt, lasse er desto weniger Blut abnehmen ... Er lasse sich an dem schmerzenden Körpertheile das Blut entfernen. Hat einer an der Zunge Schmerzen, so dass sie schwillt oder schwärt, schneide man sie mit kleinem Schnepper oder der Bremse (cum flebotomo aut cum brema) ein wenig ein, damit dort das eitrige Blut austritt, und es wird ihm besser gehen. Hat einer Zahnschmerzen, schneide er in gleicher Weise ins Zahnfleisch ... Wessen Herz traurig, wessen Geist niedergeschlagen ist, lasse in der Mediana Blut ab ..., wenn man Leber- oder Milzschmerzen hat, wenn man Athembeklemmung im Hals oder in der Kehle wahrnimmt, wessen Augen sich verdunkeln, der lasse von der Epatica Blut abnehmen; dann wird es ihm besser gehen. ... Der Einschnitt in die genannten Hauptadern muss in der Armbeuge erfolgen. ... Man soll aber, ob Mann oder Weib, während man in der Jugendzeit in Länge und Breite wächst, die Ader nicht zur Blutentleerung aufschneiden, wennschon es die Noth zu erheischen scheint, weil während des Wachsthums von Adern und Blut bei einem Einschnitt und Blutverlust der Mensch schwach wird an Körper und Wesen und in seinem Geist gleichsam leer. Sondern wenn es die Noth fordert, soll er Erhitzungen machen und durch Schröpfen Blut ablassen ... Wenn aber der Mensch über diese Zeit hinaus ist und er körperlich nicht mehr wächst, also nach dem 20. Jahr, so mag er, wenn Krankheiten es nöthig machen, einschneiden, aber nur wenig Blut ablassen. Wenn er aber körperlich gesund ist, lasse er nicht zur Ader, sondern lasse sich schröpfen und mache Erhitzungen. Wenn er aber das vollendete Lebensalter von 30 Jahren erreicht hat, kann er, ob gesund oder krank, mässig zur Ader lassen ... (Die Widersprüche in diesen Verordnungen lassen erkennen, dass die Heilkünstler des 12. Jhs. über den Werth des Aderlasses verschiedener Meinung waren und vielleicht Hildegard selbst während ihrer langen Praxis ihre Ansichten geändert hat.) ... Wer zur Ader gelassen hat, muss sich 3 Tage lang vor dem Licht der Sonnenstrahlen und brennenden Feuers hüten ... Das Tageslicht aber ist milde und schadet dem Geschwächten nicht, wenn die Sonne nicht zu hell scheint. Aber stets und besonders in der Aderlasszeit kocht das die Augen umgebende Fleisch von Sonnen- und Feuersglut auf, und das Augenlid (pellicula, scilicet membrana quae oculos continet) wird träge, und so wird das Gesicht verdunkelt. Der Geschwächte aber darf verschiedenartige und gebratene Speisen und solche von verschiedenartigem Saft, rohes Obst und rohes Gemüse nicht geniessen, denn diese würden in seinen Adern nur den Eiter, nicht das Blut mehren. Auch starken Wein darf er nicht trinken …, er esse vielmehr passende Speisen und ein oder zwei Gerichte, so dass er anständig satt wird (ita quod sibi honeste sufficiat), und trinke leichten, reinen Wein. Das thue er zwei Tage lang, weil dann noch das geschwächte Blut in Erregung ist. Am dritten Tage bekommt sein Blut wieder Kräfte und vertheilt sich an seine Stellen. Käse aber soll der Geschwächte vermeiden … Wenn einer sich zur Ader lassen will, so thue er das nüchtern … nur wenn einer sehr schwächlich und krank ist, nehme er ein wenig Speise vor dem Aderlass, damit er nicht schwach werde. Auch das Schröpfen geschehe in der Nüchternheit. Damit er aber keine Herzschwäche bekommt, nehme der Mensch vor dem Schröpfen etwas Brot und Wein … Das Schröpfen ist für Jünglinge zuträglicher als für Greise … und geschieht besser im Sommer als im Winter … Wer weiches und fettes Fleisch hat, lasse sich in einem Monat zweimal durch Schröpfen Blut abziehen. Wer aber mager ist, kann es nöthigenfalls in jedem Monat einmal thun. Bei Augen-, Ohren- oder Kopfschmerzen setze man den Schröpfkopf zwischen Hals und Rücken, bei Brustschmerzen auf die Schulterblätter, bei Seitenschmerzen auf beide Arme an die Handwurzel, bei Schmerzen in den Beinen auf die Weichen, bei Unterleibsschmerzen zwischen Gesäss und Kniebeuge auf das Hüftgelenk. Auf die Stelle aber, auf die man den Schröpfkopf setzt, darf man ihn nicht öfter als drei oder viermal in einer Stunde, in der das Blut abgezogen wird, setzen. Auf den Waden und Schienbeinen darf nicht oder nur selten geschröpft werden … Wer sich auf diese Art durch Schröpfen Blut und Säfte abzapfen lässt, braucht sich vor Sonnen- und Feuersglut und Speisen nicht so in Acht zu nehmen, als wenn er zur Ader gelassen hätte …. Die Erhitzung aber (ustio autem, scilicet coctura) ist stets gut und nützlich, weil sie, vorsichtig angewendet, Säfte und Schleim innerhalb der Haut vermindert und dem Körper Gesundheit bringt. Sie eignet sich für junge und alte Leute … , doch ist sie für Greisen noch zuträglicher als Jünglingen … Jungen Leuten ist sie im Winter zuträglicher als im Sommer, … alten ist sie besonders im Sommer zuträglich … Will man aber die Erhitzung vornehmen, so bewirke man die mit Gartenysop oder Spindelbaummark (isca aut medulla fusarii) oder einem geknoteten Leinentuch, nicht aber mit Eisen …

noch mit Schwefel ... noch mit Harz, weil dies Flammen ausstrahlt und die Haut versengt ... Wenn man aber die Erhitzung längere Zeit haben will und mit einem Tuch umwickeln, so nehme man Mark von der Haselstaude und lege ein wenig Werg von Linnen darum und lege es auf. Wenn man sie ohne Verband und nur kurze Zeit haben will, lege man Werg von Linnen oder Hasenhaare auf ... Wer aber Augen-, Ohren- oder Kopfschmerzen hat, nehme die Erhitzung hinter den Ohren vor, ohne dass er einen Verband benutzt; bei Rückenschmerzen wende er sie zwischen den Schulterblättern an oder an den Armen, wo er einen Verband tragen kann; bei Schmerzen in den Weichen zwischen diesen und dem Rücken, und wenn man viel Säfte im ganzen Körper hat, lasse man sich zwischen Schienbein und Wade erhitzen und trage dort einen Verband. Und wie der, welcher sich zur Ader lässt, bisswilen eine Pause macht, so soll es auch der halten, der eine Erhitzung vornimmt. Wenn er sich eine Zeit lang am Tage ausgeruht hat, mag er sich wieder erhitzen. Wer aber eine Erhitzung anwendet, nehme ein Hanftuch, tauche es 3 oder 4 Mal in Wachs, lege es auf Rosmarinrinde, weil es mit dem Wachs auf der erhitzten Stelle fest aufliegt, und lege es auf, so dass das Tuch überall die Rinde überragt. So hält der Verband den Eiter der Erhitzung fest, dass er nicht hervortreten kann. Denn je mehr Eiter auf der erhitzten Stelle zurückgehalten wird, desto mehr Eiter scheidet aus ohne Blutverlust ... Cyprusrinde taugt nicht für eine Erhitzung ... Wenn der aufgelegte Verband voll Eiter ist, so dass er davon warm ist, nehme man ihn ab und lege einen neuen auf ...

Vom Speichelauswurf und Schnauben

Das Gehirn hat Oeffnungen, die stets luftig sind und durch die es erweicht und befeuchtet wird: Augen, Ohren, Nase, Mund; der feuchtkalte Unrath der Säfte sammelt sich dort am Ausgang der Nase und Kehle, weil ihn das Gehirn nicht bei sich behält, sondern zur Reinigung abstösst und durch den Luftzug wieder entfernt. Wollte der Mensch diese Reinigung irgendwie unterdrücken, so würde er geisteskrank werden ... Wer aber eine verstopfte Nase hat, der ... ist innerlich ungesund und leidet an Geschwüren u.s.w.

Vom Nasenbluten

... Manche Menschen haben so viel Blut, dass es manchmal vor Fülle dick und dunkel wird. Wenn diese innerlich gesund sind, so fliesst das überflüssige Blut aus der Nase ab und ihr Gehirn wird dadurch gereinigt, ihre Sehkraft geschärft und ihre Kräfte erneuert ...

Vom Schnupfen

Auch wenn das Gehirn des Menschen einigermaassen rein und gesund ist, dringen doch bisweilen die Wirbel der Luft und der andern Elemente ein und lassen verschiedenartige Säfte ein- und ausfliessen und erzeugen im Nasen- und Kehlwege einen nebelhaften Dunst, so dass dort ein schädlicher Eiter wie Dunst von nebligem Wasser sich zusammenzieht. Der Schleim verdichtet sich dann zu festen dünnen Säften, die unter Schmerzen durch Nase und Kehle ausgestossen werden; wie auch reife Geschwüre aufbrechen und ihren Eiter fliessen lassen und wie man keine Speise kocht, ohne dass ihr Abgang im Schaum ausgeschieden wird ... Wenn man eine neue und unbekannte Speise geniesst oder solchen Wein oder anderes Getränk, dann werden durch diese neuen Säfte die andern im Körper aufgewühlt und gehen reinigungshalber flüssig aus der Nase ab, wie neuer Wein, den man in ein Gefäss giesst, die Unreinigkeiten ausscheidet. Wenn Jemand eine derartige Reinigung unterdrücken wollte, würde er sich ebenso schaden, als wenn er Stuhlgang und Harn zurückhielte, zur rechten Zeit abzugehen. Vielmehr muss man, wenn jene Säfte sich noch vermehren, so dass die Körperschmerzen sich mehren, ein Heilmittel anwenden, dass sie desto leichter abfliessen.

Von Reinigungstränken

Magenreinigende Tränke nützen denjenigen Menschen nicht, die sehr krank sind und derartig gebrechlich, dass sie von Lähmungen heimgesucht werden (a paralysi fatigantur); noch auch denen, in denen die Flüsse nach Art übergetretener Gewässer beständig hierhin und dorthin sich ergiessen. Solche schaden die Tränke mehr, als sie nützen. Denn da sich derartige Flüsse vom Magen aus zwischen Haut und Fleisch verbreiten und in den Adern nach verschiedenen Richtungen strömen, sind sie nicht mehr im Magen und würden von den Tränken, die der Mensch dem Magen zuführt, nicht mehr vertrieben werden können. Solchen gichtbrüchigen (qui de gutta paralysi conteruntur) und an Rheumatismus leidenden Leuten (qui de praefatis humoribus fatigantur) nützen vielmehr Pulver von heilsamen Kräutern und kostbare Wohlgerüche ... Den unten beschriebenen Gesundheitstrank sollen nur solche nehmen, die weder sehr gesund noch sehr krank sind ...; auch solche, die völlig gesund sind, damit ihnen die Gesundheit erhalten bleibe; auch solche, die von mannigfaltigen und vielen Speisen fette, eitrige Säfte in sich haben ...; endlich auch solche, die nach dem Genuss einer Speise Magenschmerzen haben ... Man nehme ihn aber im Juni oder Juli, vor dem August, nüchtern und ohne andres Gewürz ... Wenn man nach dem Genuss einer Speise Magenschmerzen empfindet, nehme man ihn im October. Auch andere Tränke nimmt Jedermann besser in oben genannten Monaten als in anderen.

Von der Diät

Wer gesund sein will, muss nach natürlicherweise warmen Speisen natürlicherweise kalte geniessen, nach kalten warme, nach trockenen feuchte, nach feuchten trockene - gekochte oder ungekochte ... damit sie sich gut miteinander vermischen ... Wenn man verschiedenartiges Fleisch und übermässig warme und auserlesene Speisen durcheinander zu sich nimmt, erregt ihr Saft das Mark so stürmisch, dass es wollüstig wird. Darum soll man nur einfach gewürztes und mässig gekochtes Fleisch geniessen, nicht zu warmes, auserlesen mit allen möglichen Zuthaten bereitetes und scharf gewürztes ... So vernichtet auch starker, köstlicher Wein die Kraft der Blase des Menschen, so dass sie seinem Mark nicht den gehörigen Lebenssaft zu schaffen vermag ... Wer den trinken will, muss ihn zuvor mit Wasser mischen…, auch den sogenannten Ungarwein …Ueberhaupt soll man jede Speise und jeden Trank anständig und in Maassen zu sich nehmen … Ist man gesund, muss man sich in angegebener Weise beim Essen und Trinken in Acht nehmen, um gesund zu bleiben; ist man leidend, möge man sich durch Fleischgenuss mässig und vorsichtig stärken, abe auch dann nur verdünnten Wein trinken. – Wenn einer zu fettes Fleisch oder andere zu fette Speisen … geniesst, ist ihm dies mehr schädlich als nützlich … Ist Jemand dürr an Gliedern und Körper, so möge er fettes Fleisch … essen … Bier macht dick und verleiht vermöge der Kraft des Getreidesaftes dem Antlitz eine schöne Farbe. Wasser schwächt und verursacht einem Schwächlichen Eiter an der Lunge … Trinkt aber ein gesunder Mensch bisweilen Wasser, so wird ihm dies nichts schaden … Wenn ein Mensch sich selbst zum Erbrechen zwingt oder irgend ein Gewürz nimmt, wodurch er das Erbrechen hervorruft, das ist ihm nicht gesund und heilsam … Erbrechen, welches von selbst kommt, ist besser, als das durch irgend ein Mittel hervorgerufene.

Von Blattern

Wenn manche Menschen im Essen übermässig enthaltsam sind und ihrem Körper nicht die gehörige Erfrischung zukommen lassen und andere leichtfertig in ihren Sitten sind und andere unter Entkräftung zu leiden haben, dann können gleichsam Stürme in ihrem Leibe sich erheben … und es ereignet sich, dass in den Gliederbändern oder an einem andern Körpertheile [die wässrigen und feurigen Elemente] mit einander in Streit gerathen und eine Blatter mit Fleischgeschwulst entstehen lassen. Drei Arten giebt es von diesen Blattern. Eine ist schwarz; sie entsteht von zu grosser Feuerskraft, bringt dem Menschen Gefahr und droht ihm den Tod wie ein Wolkenbruch, der Alles zerstört und vernichtet, worauf er fällt. Die andere ist grau …; sie verletzt den Menschen, tödet aber nicht … Die dritte ist weiss …; sie schwächt den Menschen, vernichtet ihn aber nicht … Die schwarze ist gefahrvoll und fast unheilbar, die graue und weisse sind leichter als die schwarze und können geheilt werden.

Von Geschwulst, Geschwüren u.s.w.

Durch widerstreitende Säfte, gute und böse, werden Fleisch und Adern des Menschen dick, wie Mehl vom Sauerteig aufgeht. Geschwülste, die von Herz, Lunge, Magen und anderen inneren Theilen ausgehen und in unrichtigen, übermässigen Widerstreit gerathen, werden zuweilen hartnäckig, schlüpfrig und warm. Bleiben sie in dem Menschen, schaden sie seiner Gesundheit, brechen sie äusserlich auf, so machen sie ihn gesund. Wenn sie an eine oder mehrere Stellen so gerathen, dass dort ein oder mehrere Geschwüre entstehen, so lasse man sie reif werden und aufbrechen …; wenn sie dann ausgeflossen sind, soll man Medicin und Salben anwenden. Wenn sich aber von bösen Säften am ganzen Körper ein Ausschlag bildet, dann warte man, bis sich die Haut zwischen den Geschwüren röthet und trocken wird, und dann wende man passende Salben an und warte nicht länger, damit die Haut nicht noch mehr schmerzhaft schwärt und eitert.

Vom Aussatz

… Der Aussatz in Folge von Schlemmerei ruft rothe Geschwülste ähnlich wie die Drachengeschwulst hervor; der von der Leber herrührende macht Einschnitte in Haut und Fleisch bis zu den Knochen; der von der Wollust stammende bewirkt breite rindenartige Geschwürflächen, unter denen das Fleisch roth ist. Die beiden ersten Arten sind schwer zu heilen, die dritte leicht.

Gegen Haarschwund

Wenn einem jungen Menschen die Haare ausfallen, so mische er Bärenfett und Staub von Weizenkleie und salbe damit das ganze Haupt, besonders da, wo der Haarschwund ist. Diese Salbe muss er lange auf dem Kopfe lassen …

Gegen Kopfschmerz

Wenn der Kopf in Folge melancholischer Fieber schmerzt, so nehme man Malve und Salbei und zerstosse sie in einem Mörser zu Saft, thue ein wenig Baumöl dazu, oder wenn man dies nicht hat, Essig und bestreiche damit den Kopf vom Scheitel bis zum Hinterhaupt und lege ein Tuch darauf; das geschehe 3 Tage lang. Während dieser Zeit erneuere man mit Baumöl oder Essig [die Salbe] oder träufele solches darüber; dann wird es einem besser gehn ...

Gegen Verrücktheit

Wenn einer erkältetes Gehirn hat und verrückt wird, nehme man Lorbeerfrüchte, pulverisire sie, mische und knete das Pulver mit Weizenmehl und schmiere diesen Teig, nachdem die Haare abrasirt sind, auf dem Kopf und lege einen Verband von Filz darüber, damit das Gehirn wieder warm werde und [der Patient] schlafen kann ... Wenn der Teig trocken geworden ist, mache man einen neuen u.s.w. ... und er wird wieder zu Sinnen kommen.

Gegen Migräne

Gegen Migräne bereite man ein ganz feines Pulver aus Aloë- und Myrrhen-[wurzel], nehme Weizenmehl und Mohnöl dazu und stelle daraus eine Art Teig her, bestreiche das ganze Haupt bis zu den Ohren und dem Halse damit, ziehe eine Mütze darüber und lasse den Teig drei Tage und Nächte lang liegen ...

Gegen Kopfschmerz, der von Magendunst herrührt

Wenn man in Folge Genusses einer saftreichen Speise Kopfschmerzen hat, nehme man Salbei, Thymian und Fenchel zu gleichen Theilen und mehr als drei Theile Andorn, zerquetsche dies zu einem Safte und thue nach Gutdünken Butter oder, wenn diese nicht zu haben ist, Fett an und schmiere mit dieser Salbe den ganzen Kopf ein; dann tritt eine Besserung ein ... [Ein anderes Recept:] Man nehme Olivenöl und etwas weniger Rosenwasser und lasse dies in einer Pfanne aufkochen; dann zerstosse man Nachtschatten und Beifuss in geringerer Menge als das Olivenöl zusammen in einem Mörser, filtrire dies und thue den Saft an den Inhalt der Pfanne und lasse zum zweiten Mal aufkochen. Dann filtrire man wieder und thue den Saft in ein neues irdenes Gefäss. Dann bestreiche man damit Schädel, Stirn und Schläfen, wo sie schmerzen, und binde um Stirn und Schläfen ein in Wachs getauchtes Leinentuch, damit die Salbe nicht abgewischt werde ...

Gegen Kopfschmerz, der vom Schleim entsteht

Gegen Schmerz im Vorderkopf in Folge übermässigen Schleimes zerkaue man eine weisse Erbse, mische den Brei mit reinem Honig, lege dies auf die Schläfen und mache einen Verband darum ...

Gegen Lungenübel

Man nimmt Galgant und Fenchel zu gleichen Theilen und zweimal so viel Muscatnuss und so viel Bertram, dass Muscat und Bertram gleiches Gewicht haben, pulverisirt und mischt dieses und isst täglich nüchtern von diesem Pulver zwei Drachmen [nummi] mit einem Stückchen Brot und trinkt gleich darauf etwas warmen Wein; auch andre wohlriechende heilsame Kräuter mag man nüchtern und nicht nüchtern häufig essen, damit ihr Wohlgeruch zu den Lungen dringe und den üblen Athem benehme. Wer irgend welche Lungenübel hat, muss fettes Fleisch und blutreiche Speisen meiden, auch in Fäulnis übergegangenen Käse [coctum caseum], da durch diese Eiter an der Lunge erzeugt wird. Auch Erbsen, Linsen, rohes Obst und rohes Gemüse darf er nicht essen, Nüsse und Oel muss er vermeiden; nur mageres Fleisch darf er essen, nicht zersetzten und zu frischen [crudum] Käse, sondern trocknen; wenn er Oel geniessen will, darf er nur wenig nehmen, Wasser aber darf er nicht trinken. Auch neuen und jungen Most darf er nicht geniessen ..., Bier schadet ihm nicht viel, weil es gekocht ist, Wein muss er vermeiden, vor feuchter, nebliger Luft muss er sich in Acht nehmen.

Gegen Verrücktheit

Wenn Jemand in Verstand und Empfindung durch viele mannigfaltige Gedanken entkräftet wird, so dass er verrückt wird, muss er Gras [?] und dreimal soviel Fenchel in Wasser kochen, die Kräuter wegwerfen und das Wasser, nachdem es abgekühlt ist, häufig trinken ... Er muss trockene Speisen vermeiden ... und gute und auserlesene essen ... Auch Mehlbrei mit Butter oder Fett – nicht aber mit Oel – angerichtet darf er geniessen ... Wein darf er nicht trinken ... ebensowenig Meth ..., auch kein reines Wasser ..., sondern genannten Trank und Bier ... Den Kopf muss er bedecken mit einer Mütze aus Filz oder reine Wolle ... [Ein anderes Recept:] Man nehme Muscatnuss und zweimal so viel Galgant, pulverisire dies, nehme zu gleichen Theilen Gladiolen- und Wegerichwurzel, aber von beiden zusammen weniger als von der Muscatnuss, und zerstosse sie unter Zusatz von Salz. Aus all diesem und Weizenmehl und Wasser bereite man eine dünne Suppe und gebe sie dem Kranken zu trinken.

Gegen Augenleiden

Wenn Wasser und Blut in den Augen in Folge hohen Alters oder einer Krankheit schwinden, so suche man grünen Rasen auf und blicke auf diesen so lange hin, bis die Augen thränen ... Oder man gehe an einen Fluss oder giesse frisches Wasser in ein Gefäss, beuge sich darüber und lasse die Feuchtigkeit des Wassers in die Augen steigen ... Oder man nehme Leinwand, tauche sie in kaltes, reines Wasser und lege sie um Augen und Schläfen, wobei man sich zu hüten hat, dass man die Augäpfel berühre, damit sie nicht zu schwären anfangen ... Wenn man graue Augen hat und eine Dunkelheit oder Schmerz daran empfindet, nehme man, wenn die Schmerzen noch nicht lange dauern, Fenchel oder Fenchelsamen, zerreibe dies und nehme den Saft und Thau von reinem Rasen und Weizenmehl, stelle daraus eine Paste her [tortellum commisceat] und lege sie Nachts auf die Augen und decke ein Tuch darüber ... Wenn einer brennende Augen hat und Dunkelheit oder Schmerzen empfindet, nehme er Veilchensaft und zweimal so viel Rosensaft und Fenchelsaft gleich einem Drittel des Rosensaftes, giesse ein wenig Wein hinzu und streiche, wenn er schlafen geht, dieses Collyrium auf die Augengegend ... Wer Augen hat wie eine Wolke, in der ein Regenbogen erscheint, und Dunkelheit oder Schmerz empfindet, lege caliminum in reinen Weisswein und nehme ihn am Abend, wenn er schlafen geht, heraus und bestreiche mit dem Wein die Augenlider von aussen, nehme sich aber in Acht, die Augen innen zu berühren ... Wenn einer Augen hat wie eine Sturmwolke, die nicht ganz feurig und nicht ganz stürmisch ist, sondern bläulich, und Dunkelheit oder Schmerz an ihnen empfindet, zerreibe, wenn es Sommer ist, Fenchel, oder wenn es Winter ist, Fenchelsamen und mische ihn mit gut abgeklärtem Eiweiss und lege dies, wenn er schlafen geht, auf die Augen ... Wer schwarze Augen hat oder so stürmische, wie manche Wolken sind, und irgendwie Dunkelheit oder Schmerzen empfindet, nehme Rautensaft und zweimal so viel reinen Honig und mische dazu etwas reinen guten Wein, thue dazu ein Krümchen Weizenbrot und lege es Nachts mit einem Tuche auf seine Augen ... Wer ein Gerstenkorn hat, nehme, wenn es noch frisch ist, Ochsengalle und lege sie so frisch des Nachts auf die Augen und befestige sie mit einem Verbande, damit sie nicht abfallen kann, und verfahre so drei Tage lang ... Nach drei Tagen nehme man Bockshornklee [fenugraecum] mit Rosenöl und lege es auf die Augen ... Wenn einer thränende Augen hat, nehme er ein Feigenblatt, das in der Nacht bethaut ist und von der Sonne noch am Zweige erwärmt ist und lege es so erwärmt auf ... Wenn er ein Feigenblatt nicht bekommen kann, nehme er ein Erlenblatt [und verfahre ebenso], doch nicht jeden Tag, sondern jeden dritten und nur einmal am Tage. Wenn er diese Blätter nicht bekommen kann, nehme er Harz vom Pfirsich- oder Pflaumenbaum, thue davon etwas in eine Nussschale und erwärme sie an einem heissen Ziegelstein oder am heissen verschlossenen Ofen und lege sie mässig erwärmt auf die

Augen, so lange sie noch warm ist. Das thue er jeden vierten Tag einmal am Tage …

Gegen Gehörleiden

Wenn in Folge des Schleimes oder irgend einer Krankheit das Gehör des Menschen gestört wird, nehme er weisses Harz und lasse es auf glühender Kohle verdampfen und den Dampf in das verhärtete Ohr steigen, aber nicht zu häufig …

Gegen Zahnschmerz

Wer in Folge eitrigen Blutes oder Schnupfens [de purgatione cerebri] Zahnschmerzen hat, nehme zu gleichen Theilen Wermuth und Verbene und koche sie mit gutem reinem Wein in einem neuen Gefäss und filtrire diesen Wein und trinke ihn mit einem geringen Zuckerzusatz. Man kann auch die genannten Kräuter, nachdem sie in beschriebener Weise gekocht sind, auf die Kinnbacken da, wo man Schmerzen hat, zur Schlafenszeit auflegen und einen Verband darüber thun. [Ein anderes Recept:] Bei Zahnschmerzen schneide man mit einem kleinen Schnepper oder Dorn das Zahnfleisch an dem kranken Zahn ein, damit sich der Eiter entfernt; dann wird es besser … Wer gesunde und feste Zähne haben will, nehme Morgens nach dem Aufstehen reines und kaltes Wasser in den Mund und behalte es eine Weile [per modicam horam, mhd. kurze stunt] darin, damit der Eiter an den Zähnen erweiche, und wasche so mit dem Wasser im Munde die Zähne; dann wird Eiter an den Zähnen nicht mehr entstehen, sondern sie werden gesund bleiben. Wenn aber der Wurm die Zähne zerfrisst, nehme man Aloe und Myrrhen zu gleichen Theilen, erhitze sie in einem irdenen Gefäss mit enger Oeffnung über glühenden Buchenholzkohlen und lasse den Dampf durch einen engen Strohhalm an den schmerzenden Zahn ziehen, indem man die Lippen öffnet, aber die Zähne zusammenpresst, damit nicht zu viel Dampf in die Kehle dringt, und thue das zwei- oder dreimal täglich fünf Tage lang; dann wird man geheilt.

Gegen Herzleiden

Wenn in den Eingeweiden und in der Milz zuviel böse Säfte entstehen und durch Melancholie viele Herzleiden verursachen, nehme man Galgant und Bertram zu gleichen Theilen und weissen Pfeffer gleich dem vierten Theil eines derselben oder, wenn weisser Pfeffer nicht zu haben ist, Pfefferkraut, viermal soviel als weissen Pfeffer, und bereite ein Pulver davon. Dann fügt man Bohnenmehl dem Pulver hinzu und mischt dies mit Bockshornkleesaft ohne Wasser, Wein oder eine andere Flüssigkeit. Daraus bereitet man kleine Kuchen und lässt sie in der Sonnenhitze dörren; man muss sie also im Sommer, wenn man Sonne haben kann, bereiten, damit man in Winter welche habe. Diese Kuchen esse man nüchtern und nach dem Frühstück. Ferner nehme man Lakritzen und fünfmal soviel Fenchel, dazu Zucker soviel wie Lakritzen und etwas Honig und bereite daraus einen Lautertrank und trinke ihn nüchtern und nach dem Frühstück gegen Herzschmerzen. [Ein anderes Recept:] Man nimmt weissen Pfeffer, dazu Kümmel zum dritten Theil davon und Bockshornklee zur Hälfte vom Kümmel [quantum medietas cumini pensat], macht ein Pulver daraus, und wenn die Herzschmerzen anfangen, ehe noch eine Herzschwäche eintritt, isst man mit ein wenig Brot dieses Pulver nüchtern und nach dem Frühstück.

Gegen Lungenleiden

Wenn böse, garstige Säfte Dunst in das Gehirn aufsteigen lassen und diese dann auf die Lunge schlagen und dort Schmerzen hervorrufen, nimmt man Lungwurz [Pulmonaria officinalis L.], koche die Pflanze in Wasser–nicht in Wein ... lasse sie gekocht in einem Topf stehen und trinke eine Woche lang davon, nachdem man filtrirt hat. Man nimmt dies Getränk, das man erneuern muss, wenn es ausgetrunken ist, täglich nüchtern und nach der Mahlzeit. [Ein anderes Recept:] Man kocht Wachholderbeeren, zweimal soviel Wollblume und viermal soviel Bertram in gutem reinen Wein, lässt dies darauf in einem Topfe und giebt rohen, in Stücke zerschnittenen Alant hinzu, filtrirt und nimmt das Getränk zwei oder drei Wochen lang nüchtern und auch nach der Mahlzeit, bis man gesund ist. [Ein anderes Recept:] Man nimmt Dill, Liebstöckel und Brennnessel zu gleichen Theilen, kocht sie in gutem, reinem Wein u.s.w. ...

Gegen Leberverhärtung

Wenn in Folge übermässigen Genusses vielfältiger Speisen und davon herrührender schlechter Säfte die Leber leidet und verhärtet ist, nehme man Huflattich [minner hufladecha] und zweimal soviel Wegerichwurzeln und Blätter einer Birnmistel [vielleicht ist das innere einer B. gemeint], soviel wie Huflattich, zerschneide die beiden ersten Kräuter in kleine Stücke, durchbohre sie mit einer Ahle oder einem anderen kleinen Instrument, stecke in die Löcher die Mistelblätter und lege sie so in reinen Wein. Man nimmt auch im Gewicht von einer Drachme von der Anschwellung, die auf einem Nussblatt oder Nusszweig bohnen- oder erbsenähnlich wächst, und legt dies in jenen Wein; dann trinkt man ihn nach dem Frühstück oder nüchtern ungekocht ... Auch Maulbeerwein soll solch Kranker oft asl Getränk nehmen ..., Speise aber mit Essig würzen ... Auch Weizenbrot mag er geniessen, wie Einige es als Delicatesse in Einschnitte eines Schweinerückens legen und mit Wein tränken ...

Gegen Milzleiden

Wenn man eine rohe Speise geniesst, gelangen die schlechten Säfte dieser Speise, weil sie durch kein Gewürz gemildert sind, bisweilen in die Milz und rufen dort Schmerzen hervor. Dann nehme man Gartenkerbel und etwas weniger Dill und stelle mit Weizenmehl in Essig Würzkuchen zum Essen her ... Dann nimmt man Leinsamen, kocht ihn in einer Pfanne, giesst das Wasser ab und legt ihn in einem Säckchen, so warm es ertragen werden kann, in der Milzgegend auf den Körper ...

Gegen Magenleiden

Wenn unverdaute Speisen im Magen käsig und hart werden und Schmerzen hervorbringen, nehme man Hundszahn [? mit dactilosa im Text is Panicum dactylum gemeint oder Paeonia officinalis], den vierten Theil davon Eberraute und noch weniger Fünfblatt, zerquetsche dies in einem Mörser und koche es in gutem reinen Wein derartig, dass der Wein zwei Drittel mehr als der Pflanzensaft ist, filtrire dies alles und giesse es in ein Glas oder neuen Topf. Dann giesst man den so hergestellten Würzwein in eine Pfanne, hält zwei- oder dreimal glühenden Stahl hinein und wirft, wenn der Wein durch den Stahl zu kochen beginnt, Galgantpulver oder etwas Pfeffer dazu oder, wenn man kein Galgantpulver hat, Bertrampulver und trinkt den mit glühendem Stahl erwärmten Wein nüchtern. Denselben Wein kann man auch in kleinen Portionen fünf Tage lang nüchtern trinken, muss ihn aber immer erst mit Stahl erwärmen. Nach fünf Tagen thut man Weizenbrot oder Weizenmehl zu diesem Wein und bereitet eine Suppe, zu der man des Wohlgeschmacks wegen ein Eigelb fügt, doch ohne Fett und Oel, und geniesst diese Suppe wieder fünf Tage lang. Hierauf trinkt man wiederum besagten Wein erwärmt, bis es einem besser geht.– Auch rohen Ysop, den man in Wein gelegt hat, mag man häufig essen und den Wein trinken. – Kann man eine genossene Speise nicht verdauen, so nehme man zwei Drachmen Saft von Osterluzei und eine Drachme Bibernellensaft und Springkrautsaft [citocacia; so erklart die Strassburger Ausgabe der Physica vom Jahre 1533] im Gewicht von einem Skrupel [obolus] und einen Skrupel Ingwer und etwas Weizenmehl und stelle daraus Pastillen her in der Grösse eines Groschens [nummus], aber etwas dick, und erwärme sie an der Sonne oder in einem lauwarm gewordenen Ofen. Wer nun an Verdauungsbeschwerden der angegebenen Art leidet und innerlich warm ist, so dass die Speise in ihm zersetzt [exustus] ist, nimmt frühmorgens nüchtern eine Pastille; wenn aber vor innerlicher Kälte die Speise in ihm erstarrt und sich zusammenballt, nimmt er ebenso 2 oder 3 Pastillen. Die erste Nahrung, die er dann zu sich nimmt, muss Suppe sein; dann kann er auch andere gute und leichte Speisen essen. So verfährt er, bis er merkt, dass sein Magen frei ist. [Ein anderes Recept:] Man nimmt

Ingwerpulver, mischt es mit dem Safte der sogenannten Ringelblume, macht aus diesem Pulver und etwas Bohnenmehl Pastillen und erhitzt sie in einem mässig warmen Ofen und nimmt sie nach dem Frühstück oder nüchtern.

Gegen Zerreissung des Segels

Wenn bei einem Menschen durch irgend einen Zufall die innere Haut, welche die Eingeweide einschliesst, zerreist, so nehme er Eppich und zweimal soviel Schwarzwurz und koche die Kräuter in gutem Weine auf, entferne sie dann, thue dann in den Wein etwas Zittwerpulver und Zucker im Gewichte des Eppichs und ein gut Theil gekochten Honig, koche dann den Wein wieder und seihe ihn wie Lautertrank durch ein Säckchen und nehme nach der Mahlzeit davon und zur Nacht, und zwar häufig. – Die in dem Wein gekochten Kräuter legt man warm auf die Stelle, wo die innere Eingeweidehaut gerissen ist. Man kann auch die Wurzel vom Schwarzwurz in kleine Stücke zerschneiden und sie roh in Wein liegen lassen, bis er nach ihnen schmeckt, und den Wein stets trinken, bis man gesund ist.

Gegen Nierenschmerzen

Wenn man an Nieren- und Lendenschmerzen leidet, rührt das häufig von Magenschwäche her; man nimmt dagegen Raute und Wermut zu gleichen Theilen und Bärenfett in grösserer Menge, rührt das zusammen und reibt sich mit dieser Salbe die schmerzende Nieren- und Lendengegend am Feuer stark ein.

Gegen Seitenstechen

Wenn ein böser Dunst vom Magen zu den Weichen steigt und dort Schmerzen erregt, nehme man Salbei, ebensoviel Arnica [Stichwurz], zehnmal soviel Raute als Salbei und koche diese Kräuter in einem neuen Topfe bis zum ersten Aufwellen; dann drücke man das

Wasser aus den Kräutern und lege sie auf die schmerzende Stelle und einen Verband darüber. [Ein anderes Recept:] Man nimmt Leinsamen und ¾ davon Pfirsichharz und kocht dies in einer Kohlenpfanne. Dann zerquetscht man eine Birnbaummistel im Mörser, so dass der Mistelsaft mehr ausmacht als das Harz und wie Birnsaft ist, und lasse ihn in einer Pfanne in ähnlicher Weise wieder aufkochen. Dann durchlöchert man ein Tuch mit einer Ahle, filtrirt durch dieses und giesst Alles in ein neues mit Wachs überstrichenes irdenes Gefäss und salbt den Kranken an der schmerzenden Stelle am Feuer.

Gegen Geschwulst des Gliedes

Wenn in Folge schädlicher Säfte eine Geschwulst am männlichen Gliede entsteht und dort Schmerzen hervorruft, nimmt man Fenchel und dreimal soviel Bockshornklee und etwas Kuhbutter, verrührt das und streicht es darüber ... Dann nimmt man Malzkuchen, erweicht und erwärmt sie in etwas warmen Wasser und legt sie auf die Geschwulst.

Gegen Harnzwang

Wenn man vor Magenkälte den Urin nicht halten kann, so trinke man häufig warmen Wein, würze alle Speisen mit Essig und trinke auch Essig, sowie man Gelegenheit hat ... Man kann auch Salbei in Wasser kochen, das Wasser filtriren und warm häufig trinken.

Gegen Impotenz

Ein Mann, dem der Samen abgeht, so dass er nicht zeugen kann, nimmt Haselkätzchen und zum dritten Theil davon Mauerpfeffer und zum vierten oder fünften Theil von Mauerpfeffer Winde und etwas gewöhnlichen Pfeffer und kocht dies zusammen mit der Leber eines jungen Hirsches, der schon reif ist zur Fortpflanzung, fügt auch etwas frisches, fettes Schweinefleisch hinzu. Die Kräuter wirft man weg, das Fleisch isst man, taucht auch Brot in die Brühe und isst es, und dieses Essen wiederholt man häufig ...

Gegen Unfruchtbarkeit

Einem Weibe, dessen Gebärmutter kalt und zu schwach zur Empfängniss ist, kann auf folgende Art, wenn Gott will, geholfen werden, dass sie fruchtbar werde. Man nimmt die Gebärmutter eines Lammes oder einer Kuh, die schon fortpflanzungsfähig, aber noch unberührt sind und nocht nicht getragen haben, und kocht sie mit Speck und anderem fetten Fleisch und Fett und giebt das der Frau zu essen, wenn sie mit einem Gatten verbunden ist oder bald verbunden werden soll.

Gegen Podagra

Wer in den Beinen oder Füssen an Podagra leidet, kann sich, wenn die Schmerzen noch nicht lange dauern, recht viel Schröpfköpfe auf die Beine setzen, indem er vom Knöchel anfängt, aber unblutige, damit die Säfte dort zusammengezogen werden; dann nimmt er sie weg und setzt sie an einer höheren Stelle, bis wiederum dorthin die Säfte aufsteigen. So verfährt er, ohne einzuschneiden, bis er zur Nase gelangt; dann befestigt er eine Binde oberhalb des Knies, damit die Säfte, die er durch die Schröpfköpfe dorthin gezogen hat, nicht wieder hinabgehen, und setzt zwischen Gesäss und Kreuz blutige Schröpfköpfe und zapft die schlechten Säfte ab ...

Gegen Fisteln

Wenn man in Folge reichlicher böser Säfte eine Fistel am Körper hat, nehme man oft Reinigungstränke, bis sich die Säfte verringern. Wenn sich dann an der leidenden Stelle die Haut zusammenzieht, als ob die Heilung bevorsteht, und die Stelle doch wieder aufbricht, nehme man wieder Reinigungstränke u.s.w.

Gegen Geschwüre

Wenn ein Geschwür oder eine Pustel heftige Schmerzen verursacht, bevor es aufbricht, so überziehe man ein Leinentuch mit neuem Wachs, tauche es in Olivenöl und lege es über das Geschwür. Dadurch wird das Geschwür erweicht und geht leichter auf, die Säfte werden herausgezogen und es kommt leichter zur Heilung. Wenn es aber die sogenannte segena-Pustel ist [vielleicht mhd. segene, Zugnetz], lege man nichts auf; denn sie ist gefährlich.

Gegen Eiterungen

Wenn Feuchtigkeit und böse Säfte, ohne dass ein giftiges Geschwür da ist, die Haut brechen und irgendwo sich vereinigen und ausfliessen, nimmt man Beifuss und quetscht dessen Saft im Mörser aus und thut so viel Honig hinzu, dass der Beifusssaft 1/3 mehr beträgt als der Honig, und streicht dies auf die schmerzende Stelle. Dann streicht man Eiweiss darüber und legt einen Verband an und verfährt damit so lange, bis Heilung erfolgt.

Gegen Schlaflosigkeit

Wer in Folge irgend einer Widerwärtigkeit nicht schlafen kann, nehme, wenn es Sommer ist, Fenchel und zweimal soviel Schafgarbe, koche sie etwas in Wasser, presse das Wasser aus und lege jene Kräuter warm auf Schläfen, Stirn und Haupt und binde ein Tuch darüber. Auch nehme man frische Salbei, besprenge sie etwas mit Wein und lege sie so auf die Herzgegend und den Hals und binde ein Tuch darüber; dann wird der Leidende durch Schlaf erquickt werden. Im Winter koche man Fenchelsamen und Schafgarbenwurzel und lege sie, wie beschrieben, auf Schläfen und Haupt, und Salbeipulver in Wein gelöst aufs Herz u.s.w.

Gegen Ausbleiben der Menstruation

Ein Weib, welches unter Schmerzen am Ausbleiben der Reinigung leidet, nehme Anis [anesum] und Tausendgüldenkraut [?febrifuga] und Wollkraut etwas mehr als eines der beiden ersten und kocht sie in offenem, fliessendem Wasser, das von Sonne und Luft erwärmt ist; legt dann Backsteine ins Feuer und stellt mit besagtem Wasser und den Kräutern ein Dampfbad her. Wenn sie dann das Bad betritt, legt sie die warmen Kräuter auf eine Fussbank, setzt sich darauf und legt auch die Kräuter warm auf die Geschlechtstheile bis zum Nabel und um den ganzen Nabel herum. Wenn sie kalt werden, erwärmt sie sie in demselben Wasser und verfährt wie vorher, so lange sie in dem Bade verweilt ... Dann nimmt sie rifelbere, den dritten Theil davon Schafgarbe, den drittenTheil davon wieder Raute, Osterluzei soviel wie rifelbere und Schafgarbe und recht viel Diptam, und zerstösst dies alles in einem Mörser und kocht es mit gutem reinen Wein in einem neuen Topfe, giesst Alles in ein Säckchen, kocht recht viel zerstossene Gewürznelken und etwas weniger weissen Pfeffer und frischen reinen Honig in gutem Wein und giesst diesen zu den Kräuterwein im Säckchen und stellt so einen Lautertrank her; den nimmt sie täglich nach dem Frühstück und nüchtern, aber nicht im Bade, da das Bad die Verdauung etwas hemmt. Sie koche sich auch eine Suppe aus Eiern, reichlichem Fett und etwas Liebstöckelsaft und nimmt diese vor und nach der Mahlzeit. So verfährt sie 5 – 15 Tage lang, bis die Reinigung erfolgt; solange sie aber leidend ist, vermeide sie Rindfleisch und anderes schweres Fleisch, geniesse aber leichtes und trinke Wein; und wenn sie einmal Wasser trinken will, trinke sie Brunnenwasser; Quellwasser und Flusswasser vermeide sie, weil es härter ist als anderes Wasser, und koche das Flusswasser und lasse es abkühlen, bevor sie trinkt, weil dies hierdurch weich [suavis] wird.

Gegen übermässige Menstruation

Ein Weib, das zur unrechten Zeit an zu starker Menstruation leidet, soll Leinwand in kaltes Wasser tauchen und damit häufige Umschläge auf die Schenkel machen ... Sie koche auch Eppich in Wasser und lege ihn warm auf Schenkel und Nabel ... Ferner lege sie Betonie [pandonia] in Wein, so dass er danacht schmeckt, und trinke ihn häufig ... und drücke und bewege alle Bein-, Bauch-, Brust- und Armadern mit Händen sanft aufwärts, damit sie in Ordnung bleiben und dem Blut den rechten Weg weisen. Sie darf auch nicht viel arbeiten und sich durch Gehen nicht zu sehr ermüden, damit dadurch nicht das Blut in Wallung kommt; auch darf sie keine harten und scharfen Speisen geniessen, die schlecht verdaulich sind, sondern nehme so lange weiche, leichte Speisen, die zuträglich sind, und trinke Wein und Bier ...

Gegen schwere Geburt

Wenn eine Schwangere schwere Geburt hat, möge man mit grosser Vorsicht angenehme Kräuter, Fenchel und Haselwurz, in Wasser kochen, das Wasser abgiessen und die Kräuter warm auf ihre Schenkel und Rücken legen und ein Tuch leicht darüber binden, damit der Schmerz gelindert und die Geburtswege geöffnet werden ...

Zur Beförderung des Stuhlganges und Auswurfes

Um vom Speichel, Stuhlgang und Nasenschleim befreit zu werden, nehme man Odermennig und zwiemal soviel Bockshornklee, zerquetsche sie in einem Mörser und drücke ihren Saft aus und thue dazu einen Skrupel Saft vom Ruprechtskraut [storchesnabel]. Dann nimmt man Galgant in der Menge von den genannten Kräutern, Storax im Gewicht von 6, Polypodium [?vielleicht Archangelica offic., Engelwurz] von 2 Drachmen, pulverisirt dies, macht aus dem Pulver und dem genannten Saft einen steifen Brei und stellt bohnengrosse Pillen daraus her; dann drückt man aus Schöllkraut den Saft aus und taucht eine Pille in 1/4 Drachme Schöllkrautsaft ein und legt sie zum trocknen in die Sonne. So verfährt man mit jeder Pille, indem man zu jeder 1/4 Drachme von jenem Saft verwendet und die Pille an der Sonne trocknet, nicht aber am Herdfeuer oder im Ofen. Wenn man

keine Sonnenwärme haben kann, lege man sie an sanft wehende Luft
... Wenn man aber diese Pillen nicht nehmen mag, lege man auf die
Magengegend Lamm- und andere Felle, damit der Magen erwärmt
werde – denn ihre Wärme ist gesund ... und trage warme Kleidung
und nehme sie [wohl die Pillen] schon vor Sonnenaufgang ... 5 bis 9
in der Weise, dass man jede einzelne in Honig taucht und verschluckt
... in einem Weizenküchlein im Löffel wegen des guten Geschmackes dieses Küchleins. Und nachdem man eingenommen hat, gehe
man ein wenig auf schattigem Platze umher, nicht in der Sonnenwärme, bis man Lösung verspürt ... Zu Mittag aber, wenn man Lösung
verspürt oder wenn der Magen so verhärtet ist, dass man noch keine
hat, esse man zunächst Suppe oder Weizenmehlbrei, damit die durch
die Lösung angegriffenen Därme durch die Suppe oder den Brei sich
erholen oder der verhärtete Magen erweicht werde.

Gegen Nasenbluten

Wenn man starkes Nasenbluten hat, nehme man Dill und zweimal
soviel Schafgarbe und lege diese Kräuter frisch auf Stirn, Schläfen
und Brust ... Im Winter pulverisirt man sie und legt sie mit Wein
angefeuchtet in einem Säckchen auf Stirn, Schläfen und Brust ...

Gegen Schnupfen

Wenn man an starkem Schnupfen leidet, lege man Fenchel und viermal soviel Dill auf einen Dachziegel oder erwärmten Backstein und
wende die Kräuter hin und her, dass sie dampfen, und athme den
Dampf durch Nase und Mund ein und esse dann die so auf dem Stein
erwärmten Kräuter mit Brot. So verfahre man vier oder fünf Tage
lang ...

Von Heiltränken

Wer sich Heiltränke bereiten und sie nehmen will, nehme Ingwer und die Hälfte Lakritzen und ein Drittel Zittwer, pulverisire dies und wiege dies Pulver zusammen ab. Dann nehme er Zucker im Gewicht dieses Pulvers und wiege von Allem zusammen 30 Drachmen ab. Dann nehme er eine halbe Nussschale voll ganz reines Weizenmehl und Springkrautmilch [tantum lactis de citocacia] soviel, wie eine Schreibfeder fasst, also ein Schreiber beim Eintauchen der Feder Tinte nimmt, und stelle aus Pulver, Mehl und Springkrautmilch eine kleine kuchenartige Masse her und trockne sie im März oder April, weil in diesen Monaten die Sonne weder zu warm noch zu kalt strahlt und deswegen besonders gesundheitsförderlich ist. Wenn man in diesen Monaten Springkrautmilch nicht haben kann und es auf den Mai verschieben muss, stelle man den Kuchen im Mai her und trockne ihn an der Maisonne und hebe ihn bis zur rechten Zeit auf ... Und wenn er dann den Trank nehmen will, trinke er den 4. Theil des Kuchens nüchtern. [Seltsamer Weise ist weder hier noch oben im Capitel >Von Reinigungstränken... die Flüssigkeit angegeben, in der die Paste aufgelöst werden soll.] Wenn der Magen so stark und dick ist, dass er auf diesen Trank nicht reagirt [quod tactum potionis huius non sentit], nehme man noch ein Sechstel des Kuchens, bestreiche ihn mit Springkrautmilch und trinke ihn nüchtern, nachdem er an der Sonne getrocknet ist. Bevor einer den Trank nimmt, muss er, wenn es kalt ist, sich am Feuer erwärmen und, nachdem er eingenommen hat, wachend auf dem Bett ruhen, dann aufstehen und ein wenig hin und her gehen, wobei er Kälte zu vermeiden hat. Nach der Lösung aber nimmt er Weizenbrot, nicht trockenes, sondern in Suppe getauchtes, junge Hühner, Schweinefleisch und anderes leichtes Fleisch; grobes Brot aber und Rindfleisch, Fische und andere schwere und gedämpfte Speisen – ausser gedämpften Birnen [assis piris] – muss er meiden, auch enthalte er sich von Käse, rohem Gemüse und rohem Obst, Wein trinke er mässig und Wasser unterlasse er. Vor heller Sonne und hellem Feuer hüte er sich und verfahre so 3 Tage lang ...

Gegen Ueppigkeit

Um Ueppigkeit und Wollust in sich zu unterdrücken, nehme man im Sommer Dill, zweimal soviel Wasserminze, noch etwas mehr Lungenkraut, viermal so viel Veilchenwurzel und schneide dies alles in Essig und stelle sich so eine Würze her, die man stets in allen Speisen geniesst. Im Winter pulverisirt man die Kräuter u.s.w. ...

Gegen Gedächtnissschwäche

Wer gegen seinen Willen vergesslich ist, zerstampfe Brennnessel zu Saft, thue ein wenig Baumöl dazu und salbe damit beim Schlafengehen Brust und Schläfen recht oft ...

Gegen Schlucken

Wer an Aufschlucken leidet, löse recht viel Zucker in warmem Wasser auf und trinke dies Wasser warm ... Er esse aber auch trockenen Zucker und Gewürznelken häufig nüchtern und Zittwer nach dem Frühstück, und zwar einen Monat lang ...

Gegen Vergiftung

Ein Pulver gegen Gift und Zauberworte; Gesundheit, Kraft und Glück bringt es dem, der es bei sich trägt. Man gräbt eine Wurzel von Ruprechtskraut mit ihren Blättern, ebenso zwei Malvenwurzeln, sieben Wegerichwurzeln Mitte April an einem Mittag aus, legt sie auf feuchte Erde und besprengt sie etwas mit Wasser, damit sie sich frisch halten. Wenn es gegen Abend geht, setzt man sie bis Sonnenuntergang den Sonnenstrahlen aus. Dann legt man sie wieder für die folgende Nacht auf feuchte Erde und besprengt sie mit Wasser, damit sie nicht trocken werden ... Schliesslich zerdrückt man die Kräuter, legt sie in eine neue Büchse und giebt etwas Bisam hinzu ... Diese Kräuter hält man täglich, um gesund zu bleiben oder zu werden, an Augen, Ohren,

Mund und Nase, um ihren Geruch aufzunehmen. Wenn ein Mann sehr wollüstig ist, binde er die Kräuter in ein Tuch und lege dies in der Schamgegend um die Schenkel …Wenn man nach dem Genuss einer Speise Schmerzen empfindet, halte man die Kräuter von oben in ein enges mit Wein gefülltes Gefäss, ohne dass der Wein von ihnen berührt wird, nur dass er ihren Geruch aufzieht, und bereite sich mit dem Wein eine Suppe zum Essen. Wenn einer Gift genossen hat oder unter Zauberei leidet, trinke er denselben Wein …

Gegen Krampf

Wenn einer irgendwo am Körper einen Krampf hat, so salbe er sich an der schmerzenden Stelle kräftig mit Baumöl oder, wenn das nicht da ist, mit irgend einer werthvollen Salbe. Wenn er weder Baumöl noch eine Salbe auftreiben kann, streiche er über die Krampfstelle seine Hände unter kräftiger Bewegung hin und her.

Gegen Zorn und Schwermuth

Wenn einer zornig oder schwermüthig wird, muss er Wein am Feuer erwärmen, ihn mit kaltem Wasser mischen und trinken … Wer aber vom Zorn so erregt wird, dass er Schmerzen leidet und krank wird, nimmt Lorbeerfrüchte und dörrt sie auf heissem Stein und trocknet [Salbei- und Majoranblätter; - die Stelle ist im lat. Text verderbt -] an der Sonne und pulverisirt sie und thut dies Pulver mit dem Lorbeerpulver zusammen in eine Büchse so, dass Lorbeerpulver mehr ist als Salbeipulver und Salbeipulver mehr als Majoranpulver, und hält die Pulvermischung des guten Geruchs wegen an die Nase. Dann mischt er einen Theil des Pulvers mit etwas kaltem Wein und bestreicht mit dem Brei Stirn, Schläfen und Brust …

Gegen Augenverdunkelung in Folge Weinens

Wessen Augen sich in Folge Weinens verdunkeln, presse Schafgarbe zu Saft und lege diesen Nachts auf die Augen, ohne dass der Saft das Innere des Auges berührt, lege ein Tuch darüber und behalte den Verband bis Mitternacht. Hierauf netze er die Augenlider mit recht gutem und reinem Wein.

Gegen unmässiges Lachen

Wer durch unmässiges Lachen erschüttert Schmerzen hat, pulverisire Muscatnuss, füge die Hälfte Zucker hinzu und thue dies in erwärmten Wein und trinke ihn nüchtern und nach dem Frühstück.

Gegen Trunkenheit

Um einen Trunkenen wieder zu sich zu bringen, nehme man caniculata lege sie in kaltes Wasser und befeuchte damit Stirn, Schläfen und Kehle des Trunkenen … Im Herbst kann man von einem frischen Weinstock den Rebschoss mit frischen Blättern nehmen und auf Stirn, Schläfen und Kehle legen … Wenn all dies nicht zu haben ist, esse der Trunkene Fenchel oder Fenchelsamen …

Gegen Erbrechen

Wer an Erbrechen leidet, nehme Kümmel, den 3. Theil Pfeffer und den 4. Theil Bibernell und pulverisire dies, mische das Pulver mit reinem Weizenmehl und stelle damit und mit Eigelb und etwas Wasser im warmen Ofen oder unter warmer Asche kleine Kuchen her und verzehre sie, aber auch besagtes Pulver, auf Brot gelegt …

Gegen Durchfall

Wer Durchfall hat, muss Eigelb ohne das Eiweiss in einer Schüssel verreiben und schlagen. Dann thue man Kümmel und gestossenen Pfeffer [und das geschlagene Eigelb] in die Eierschalen und dämpfe sie am Feuer und gebe [den Inhalt] dem Patienten, nachdem er ein wenig gespeist hat, zum Essen ... Man nehme auch andere Eidottern und lasse am Feuer in einer Pfanne ihr Fett aus und verzehre nach mässiger Mahlzeit Küchlein aus diesem Fett und Weizenmehl ... Was der Patient während der Zeit geniesst, muss warm sein, weil Magen und Därme und Säfte in ihm erkältet sind; er muss weiche Speisen essen und die angenehmen Geschmack haben und junge Hühner und anderes zartes Fleisch und Fische. Häring aber und Lachs muss er vermeiden, auch Rindfleisch und Käse und schweres, rohes Gemüse, Lauch, Weizen- [siligineum] und Gerstenbrot und alles Gebratene ...

Gegen Blutfluss

Gegen Blutfluss nimmt man zwei Eidottern, zerrühre [distempera] sie und füge in der Mange eines halben Eies metra hinzu und zwei Eischalen voll Essig; etwas Zimmtpulver und noch weniger Zittwerpulver gebe man dazu, mische dies alles und bereite mit etwas Wasser einen einigermaassen dicken Suppenbrei und gebe ihn dem Patienten nach dem Frühstück und in nüchternem Zustand zu essen ...

Gegen Blutfluss aus dem Mastdarm

Gegen Blutfluss nimmt man Brombeerblätter und zweimal soviel Blutkraut [Lythrum salicaria, Weiderich] und zerstampfe dies zu Saft, thut es dann in Wein und trinkt den Wein während und nach der Mahlzeit, aber nicht nüchtern ... Auch aus Weizenmehl, reinem Honig und etwas Salz mache man Kuchen und geniesse sie ... Während des Leidens esse der Kranke Weizenbrot; panem siligineum und Gerstenbrot vermeide er, ebenso Rindfleisch, Schweinefleisch, alle Fische, die kleine Schuppen haben, Käse, rohes Obst und Gemüse und alles Gebratene. Anderes leichtes Fleisch kann er essen und andere Fische un Erbsensuppe; Erbsen und Linsen und Bohnen aber vermeide er. Alle Speisen aber geniesse er nicht warm, sondern lauwarm … Auch leichten Wein kann er trinken, aber Wasser nicht …

Gegen Blutspeien

Wenn schlechte, dick werdende Säfte im Menschen überhand nehmen und ihn zwingen, einige Zeit Blut zu speien, soll dieser Mensch so lange keine Medicin gebrauchen, damit nicht das Blut, durch die Medicin zurückgehalten, ihn innerlich vereitert und in ungewöhnlichem Grade ausfliesst. Sondern wenn das Blut jenen Menschen einigermaassen heimzusuchen aufhört, koche er Salbei in leichtem, mit Wasser vermischtem Wein, an den er auch ein wenig Baumöl oder Butter gethan hat, filtrire ihn dann und trinke ein wenig nach dem Frühstück, nicht nach Herzenslust [ad sufficientiam] und nicht nüchtern.

Von Hämorrhoiden

Wenn Blut, durch schlechte und wässerige Säfte in Bewegung gesetzt, mit der Ausleerung abgeht, soll man dies nicht zurückhalten, weil es den Menschen reinigt. Wenn es aber im Uebermaass geschieht, füge man dem Gemüse und anderen guten Speisekräutern Gamander hinzu und esse mässig davon …

Vom Blutspeien

Wenn einer … Blut speien muss … lasse er am Daumen der rechten Hand Blut ab, bis das Blut, welches auf der linken Seite den Schmerz hervorruft, dorthin strömt …

Gegen Rose

Wenn die "freislicha" genannte Pustel mit Geschwulst entsteht, nehme man Fliegen, werfe ihre Köpfe weg, zerquetsche sie und lege den Brei kreisförmig um die Geschwulst ... Dann lege man um diesen Kreis wiederum kreisförmig den Brei einer zerquetschten rothen Schnecke ohne Gehäuse ... Schliesslich benetze man die Hautstelle um diesen äusseren Kreis mit Liliensaft ... und legt ein Distelblatt [folium vehedisteles] auf die Pustel und bindet mit einem Tuch ein Weizenküchlein über die Geschwulst, bis sie erweicht wird und aufbricht ... Wenn sie nicht von selbst aufgeht, kann man sie mit einem trockenen hölzernen Dorn oder einer anderen trockenen Lanzette [bastula] aufbrechen, nicht aber mit einer warmen oder kalten eisernen Nadel u.s.w. ...

Gegen Krebs

Man drückt aus Veilchen den Saft aus, filtrirt ihn und stellt mit ihm und einem Drittel Olivenöl und drei Dritteln Bocksfett, indem man Alles in einem neuen Topfe aufkocht, eine Salbe her. Hiermit bestreicht man die ganze krebsige Stelle ...

Gegen Ausschlag

[De scabie] Wer an verschiedenartigen Geschwüren und Ausschlag leidet, nimmt cerifolium und dreimal soviel polypodium und fünfmal soviel Alant und kocht dies in Wasser, filtrirt das Wasser durch ein Tuch in eine Pfanne, thut ein wenig frisches Harz und Schwefel und etwas mehr frisches Schweinefett hinzu und lässt dies alles in der Pfanne zu einer Salbe verdicken. Hiermit salbt sich der Patient an den schwärenden Stellen. Auch die gekochten Kräuter kann er auflegen. Dies thut er fünf Tage lang ... und wäscht sich dann im Bade ...

Gegen Gelbsucht

Gegen Gelbsucht nimmt man Verbene, zweimal soviel cephania und dreimal soviel nimmoli oder, wenn keine cephania da ist, Steinbrech soviel wie Verbene und legt diese Kräuter in tiefem, fest verschlossenem Gefäss in recht gutem Wein ... Beim Schlafengehen erwärmt man den Wein mit glühendem Stahl und deckt sich warm zu, um zu schwitzen ...

Gegen Kolik

Wer an Kolik leidet, nimmt etwas Ingwer, recht viel Zimmt und pulverisirt das. Dann zerquetscht er Salbei (weniger als Ingwer) und Fenchel (mehr wals Salbei) und Rainfarn (weniger als Salbei) im Mörser zu Saft und filtrirt ihn. Darauf kocht er Honig etwas in Wein, fügt weissen Pfeffer hinzu, oder, wenn er den nicht hat, etwas nimolus [?entstellt aus humulus, Hopfen?] und vermischt Saft und Pulver. Dann zerquetscht man Entengrütze, zweimal soviel Tormentille, ebensoviel Feldsenf und von dem Kraute, auf dem die kleinen Kletten wachsen, weniger als Entengrütze in einem Mörser zu Saft, thut ihn in ein Säckchen, giesst den mit dem Pulver vermischten Honigwein darüber und stellt so einen Lautertrank her. Wer an der Kolik leidet, trinkt davon, soviel er in einem Zuge trinken kann, nüchtern und Abends, wenn er zu Bette geht ...

Vom Pulsschlag

Wenn die Ader im rechten Arm eines Menschen, der an irgend einer Krankheit leidend zu Bette liegt, einen ordentlichen und ruhigen Pulsschlag hat, wie einer ordentlich und ruhig ein- und ausathmet, so wird der Mensch am Leben bleiben und nicht sterben ... Wenn aber die Ader am rechten Arm eines kranken Menschen eilt ... und im Schlagen nachlässt, wird der Mensch sterben ... In der rechten Armbeuge und in der rechten Beinbeuge unter dem Knie kann der Aderschlag wahrhaft geprüft werden ...

Von Bädern

Keinem Menschen ist es gut, häufig zu baden, wenn er nicht mager und dürr ist, weil dieser in Folge seines zarten Fleisches leicht kalt und leicht warm wird ... Wasser, das gut ist zum Trinken, ist auch gut zum Baden, muss aber erwärmt werden; dann kann man lange darin sitzen ... Wenn man im Sommer in Flüssen badet, so schadet einem das nichts ... Einem dürren und mageren Menschen ist ein Dampfbad, d.h. ein mit glühenden Steinen erwärmtes Bad nicht zuträglich, weil er dadurch noch magerer wird. Wer aber dick ist, dem ist ein Dampfbad gut, weil die überflüssigen Säfte in ihm gebunden und vermindert werden. Auch einem, der an der Gicht leidet, sind Dampfbäder nützlich.